这书能
让你戒糖

[英] 亚伦·卡尔◎著　　　于天琪◎译
（ALLEN CARR）

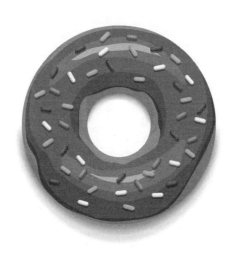

天津出版传媒集团

天津科学技术出版社

著作权合同登记号：图字02-2023-143号

Good Sugar, Bad Sugar by Allen Carr

Original Text Copyright © Allen Carr's Easyway (International) Limited, 2016, 2018, 2020

Simplified Chinese edition copyright:

2023 Beijing ZhengQingYuanLiu Culture Development, Co., Ltd.

图书在版编目（CIP）数据

这书能让你戒糖 / (英) 亚伦·卡尔著；于天琪译
. -- 天津：天津科学技术出版社, 2023.11

书名原文: Good Sugar, Bad Sugar

ISBN 978-7-5742-1342-5

Ⅰ.①这… Ⅱ.①亚… ②于… Ⅲ.①饮食营养学—
普及读物 Ⅳ.①R155.1-49

中国国家版本馆CIP数据核字(2023)第112402号

这书能让你戒糖

ZHESHU NENG RANG NI JIETANG

责任编辑：孟祥刚

责任印制：兰　毅

出　　版：天津出版社传媒集团
　　　　　天津科学技术出版社

地　　址：天津市西康路35号

邮　　编：300051

电　　话：（022）23332490

网　　址：www.tjkjcbs.com.cn

发　　行：新华书店经销

印　　刷：北京中科印刷有限公司

开本710×1 000　1/16　印张14.25　字数180 000

2023年11月第1版第1次印刷

定价：45.00元

序 言

在 30 多年的时间里，亚伦·卡尔每天都要吸 60 到 100 根香烟。他尝试过很多戒烟方法：依靠意志力、使用尼古丁产品、进行催眠疗法、使用替代品和其他法子，但无一成功。

他只能哀叹："我感觉自己陷入两难。我十分渴望戒烟，可每次戒烟的时候都相当痛苦。无论戒烟维持了多久，我都感觉自己被剥夺了自由，就像是被抢走了挚友和精神寄托，没有了自己的个性，甚至丧失了自我人格。那段日子里，我坚信世界上是存在成瘾型人格的。我的家人都是烟鬼，我深信从基因上来说，我们不抽烟就无法享受生活，也无法释放压力。"

亚伦一度放弃了戒烟的想法，并认定："一次吸烟，终生烟鬼。"直到有一天，他终于找到了能激励自己再次戒烟的方法，并且效果显著。

"一夜之间，我从每天抽 100 根烟到 0 根，并且没有产生坏脾气、失落感、空虚感或抑郁症状。恰恰相反，我很享受这一过程。在掐灭最后一根香烟之前，我便知道自己不再是个烟民了。自此以后，我一点抽烟的想法都没有。"

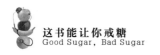

很快，亚伦意识到自己发现了能让所有烟民戒烟的方法，而且，这个方法具有以下特点：

- 轻松、快速、永久戒掉烟瘾。
- 无须依靠意志力、替代品或其他辅助方法。
- 不会出现抑郁症或戒断症状。
- 体重不会增加。

在对烟友和亲属进行实验后，亚伦放弃了高薪的会计工作，选择开设诊所帮助其他烟民戒烟。

亚伦把这种方法叫作"轻松疗法"。该方法非常奏效，并且引发了轰动，在全球 50 多个国家超过 150 座城市，都开设了亚伦·卡尔的轻松疗法诊所。关于轻松疗法的书籍也很快登上畅销书榜，翻译成了 38 种语言，并且这一数字每年都在增加。

亚伦很快发现，轻松疗法对所有上瘾症状都很适用。截至目前，轻松疗法帮助了数百万人成功实现戒烟、戒酒、戒毒、戒赌、戒暴饮暴食、戒过度消费。轻松疗法的核心原理在于消除人们的误解，正是那些误解让人们深信自己可以从有害的事情中获得好处。

针对糖瘾，本书将采取同样的方法，此方法与其他方法最大的不同在于，你无须凭借意志力戒瘾。是不是觉得难以置信？但事实是，你只需要阅读整本书并遵循所有指令，就能获得成功。

我知道在很多人看来，轻松疗法有夸大效果的嫌疑，甚至有些耸人听闻。没错，第一次听到轻松疗法的宣传时，我的感受也是这样。不过幸运的是，

1997 年我亲自去了亚伦·卡尔在伦敦的诊所——虽然是被迫的。我的妻子要求我去那里戒烟，我当时的想法是，如果出了诊所我还没戒掉烟，起码未来的 1 年内她都不会再因为这事烦我了。但万万没想到，亚伦·卡尔的轻松疗法竟然真的让我戒掉了每天 80 根的烟瘾，那一刻，没人能比我（或许还有我的妻子）更震惊的了。

我大受鼓舞，于是缠着亚伦·卡尔和罗宾·海丽（现任亚伦·卡尔诊所的主席）让我加入这项全球戒烟事业。我很幸运地说服了他们，而他们教给我的东西，则令我一生受益匪浅。亚伦不仅是我的教练和导师，也是我的挚友，这对我来说荣幸之至。迄今为止，我已经在亚伦位于伦敦的诊所帮助 30000 余名烟民戒除了烟瘾，并将轻松疗法带到了柏林、波哥大、纽约、悉尼和圣地亚哥等地。

亚伦希望我们能利用线下诊所、视频资料、软件、电脑游戏、有声书、网络节目等各种形式，充分发挥轻松疗法的效力。世界上有太多需要解决的上瘾问题了，我们任重而道远，因此，本书也具有了特殊的意义，成为上述任务的一部分。

我很荣幸能够参与本书的编辑工作，以此宣扬亚伦的轻松疗法，并将其运用到更多问题的解决上。

如果在 10 年前，你认为糖是现代人最不值得一提的问题，这种想法还可以谅解。然而到了 2016 年前后，肥胖症和 2 型糖尿病逐渐蔓延全球。我们眼看食品和饮料行业采用着 20 世纪 50 到 70 年代大型烟草公司的伎俩，不由有些啼笑皆非。而也只有当人们不再受糖的控制，享受着那份自由——拥有更健康的身体，更强的活力，更好的身材以及更快乐、更健康的生活方式时，才有可能看清楚那些行业的真实面目，才会怀疑减肥机构游说人

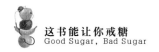
们的那套说辞有多不科学，也才会明白对身体有害的并非"肥胖"，而是糖。很长时间以来，各种所谓的医疗机构努力将人们的注意力从糖转移到肥胖上，并导致数百万人因此丧命。而与此同时，食品、饮料和医药行业却赚得盆满钵满。

在亚伦·卡尔的疗法中，你会发现自己不仅能够轻松摆脱坏糖的控制，同时还能享受戒糖的乐趣，不仅能实现真正的身心自由，还能乐在其中。我知道，直到现在，你还不能完全相信我的话，那么就请你继续读下去吧，很快你就会发现这方法效果出人意料，并且深可信赖。

——约翰·戴斯

亚伦·卡尔诊所全球管理经理及高级治疗师

目 录

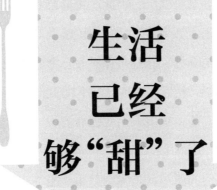

GOOD SUGAR BAD SUGAR

第1章

生活已经够"甜"了

本书将帮助你了解坏糖的真相，告诉你彻底、永久戒掉糖瘾的有效办法，让你在戒断的过程中没有丧失感，也无须依靠意志力。

最关键的是，这方法并不复杂。请你往下读，你会发现这并非虚言。

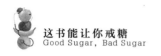
　　每个人都经历过好日子和苦日子。好日子的时候，你可曾试过让自己的感觉更好一些？比如更具活力，更瘦一点，身上没有需要努力忍受的小病小痛；并且，不会对镜子里的自己感到失望。

　　可别等到问题严重了才去理会，但如果，你已经出现了以上问题，也没必要恐慌，"钥匙"依然握在你的手里。只要简单地改变饮食，几乎每个人都能在多个方面拥有更好的感觉，而改变的关键就在于：戒糖！

　　也许，此刻的你想要减肥，由此改善健康状况；也许你正担心摄糖过量会让自己患上 2 型糖尿病、心脏病及其他严重的疾病；也许你早就知道了糖的坏处，想趁早保护自己和家人。无论基于哪种理由，你能阅读这本书，就意味着你已经下决心要控制糖的摄入量了。

　　一个重要的事实是，很多人在对糖有意识之前，就已经对糖上瘾了。我们就是这么长大的，从来不知道没有糖的日子该怎么过。我们认定，现实生活的原貌就是无精打采、坐立难安、无法控制情绪和体重，而每当需要振奋情绪的时候，我们就需要往嘴巴里塞满糖。

　　然而，一个不为人知的真相是：**对糖上瘾的人，在吃糖时非常痛苦。**

　　的确，人体需要摄入一定量的糖才能维持能量，但我们摄入的大部分糖，绝对称不上健康饮食，就如同喝下汽油一样。在下一章，我会区分"好糖"（从可食用植物中天然提取的糖）和"坏糖"（去除天然成分、从甘蔗等植物中精炼的糖）。此外，轻松疗法也将碳水化合物（如意大利面）和淀粉类食物（如土豆[1]）归为"坏糖"。或者我们可以这样总结坏糖的概念：

坏糖 = 精制糖、精加工的碳水化合物食品，以及淀粉类碳水化合物。

在整本书中，我所说的"摄糖"，都是指食用或饮用坏糖。如果你无法理解坏糖的弊端，那么就先来看看下面这些数据，根据世界卫生组织统计：

· 每年有280万人死于超重或肥胖。

· 截至2013年，全球有4200万学龄前儿童超重。

· 44%的糖尿病、23%的缺血性心脏病、41%的某些癌症可归因于肥胖。

· 2013年，全球糖尿病患者数为3.82亿，到2016年，这一数字已增加到4亿。全球进入糖尿病大暴发阶段，除非人类改变生活方式和饮食方式，否则到2035年，糖尿病人数预计将达到6亿。

· 糖尿病患者分布全球化，在亚洲一些国家，成年人患有

1　土豆虽然含有大量淀粉，但也同样含有大量的粗纤维，能够促进肠道消化，排出毒素，并且能够减缓血糖的上升，所以对人体是很有益处的。但是土豆在西方饮食里属于主食，大量食用的话，糖的摄入很容易超标，并且西方人食用土豆通常是油炸成薯条、薯片，或者煮熟后蘸上含有大量糖分的酱汁来食用，这样就属于坏糖或不健康的食物，需要严格禁止了。因此，鉴于东西方饮食文化的不同，土豆在我们这里还是应同红薯、玉米一样，归类于健康食物，是可以适量食用的。——译者注

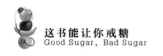
糖尿病的比率已达到10%。而在欧洲等地，仅英国一国，就有300余万人患有糖尿病。

以上所有数据，背后都有着一个同样的简单原因——坏糖。坏糖是诱发肥胖和糖尿病的主要原因之一。

除了糖尿病等较为严重的健康问题，坏糖带来的影响可谓方方面面。2016年英国的一份研究显示，越来越多的人在忍受吃糖导致的严重蛀牙，其程度已影响了他们的生活质量。尽管数十年来，英国的国家医疗服务体系为儿童提供免费的牙齿检查和治疗，但问题丝毫不见好转，这是教育系统、育儿体系以及由坏糖推动的食品行业集体作用的结果。

虽然我们并不了解坏糖，但每个人都目睹过摄入太多坏糖的后果。从儿时起，大人就告诉我们吃糖会长蛀牙（实际上是由于细菌啃噬牙齿形成了龋洞）。近些年，大家也开始关注摄糖所引发的更加致命的问题，比如肥胖症和2型糖尿病。

几乎没有谁会站出来声称糖是对身体有益的，尽管我们从小就被"洗脑"，认为含糖的食物就是奖励。当我们表现好的时候，家长总是奖励给我们甜点、蛋糕、饼干、棒棒糖、冰激凌和巧克力。而直到现在，很多父母才意识到，此举非但不是奖励孩子，反而会令孩子生病。

在这样的环境下，大多数孩子长大后依然会把吃糖当作一件乐事，一直到自己严重超重或确诊为2型糖尿病（甚至二者兼有）时，人们才会幡然醒悟，看清事情的真相。

于是，一些人在努力戒糖，但耐人寻味的是，那些"纯粹超重"、经"临床诊断"为肥胖甚至病态肥胖的人，很多却尚未意识到糖会带来危害这一本质，依然每天自杀性地食用大量坏糖。为什么会这样？为什么人们要摄入如此多的坏糖，从而引发全球范围内的健康灾难？

下面我们就来看看，坏糖是如何让人上瘾的。

你是否曾这样对自己说："我只吃一块饼干。"然后吃了两块、三块甚至整包饼干？是什么让你这么做？纯粹因为压力吗？如果真是压力的话，那你为什么一开始只让自己吃一块呢？是因为担忧健康？还是因为你早就知道，自己一旦吃了第一块，后面就可能吃两块三块甚至整包，继而，你还会感到内疚，为自控力的缺乏而鄙视自己，并为此十分痛苦？

倘若某些事情让你拥有真正的快乐，那就没必要限制自己享受这种快乐。如果你认为它对身体有害，就应该约束自己了，在吃糖这件事情上，这么做肯定没错。

我们很难断言吃糖这件事一点也不令人快乐。关于这个问题，后文中我还会再做阐述。而现在，我们首先要打开思路，考虑一下"无法从吃糖中获得快乐"这种可能性是否真的存在，在这个阶段，我们没必要把认同这一观点当作任务，只把它当作一种可能性即可。

我们不妨想一想，要是吃糖不快乐的话，我们为什么还想吃更多的糖呢？

原因可能令人惊讶不已，那就是——你上瘾了。

也许你不是第一次听说吃糖会上瘾，也许，你认为这种说辞不

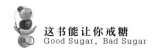
过是个空想的理论，甚至就是个笑话。没人会承认自己上瘾，更何况是承认地球上的人几乎都对同一样东西上瘾，但事实就是如此。我们总觉得一切尽在掌控，可要是真有那么强的掌控力，我们也就不会吃第二块、第三块乃至第四块饼干了。

通常，我们很容易发现一些上瘾者，比如胳膊上插着针管的瘾君子。在治疗海洛因成瘾者的专科诊所里，瘾君子们普遍认为，吸毒没有任何快乐或益处，他们只知道吸毒是为了消除上一剂的戒断症状。

上瘾就是这种感觉。先是激发出人的欲望，然后用不断摄入某种物质或重复行为来缓解部分的戒断反应，直至又一波欲望重新萌生出来。

瘾君子需要一开始就从激发欲望的东西着手，才能摆脱欲望，而不是通过打破瘾之循环而戒瘾，否则就像用汽油灭火。在很多现实情况下，欲望确实让人无法抗拒，而且，肉体上的欲望仅占1%，精神上的欲望却高达99%。就像治疗大多数毒品上瘾一样，戒毒并不会带来肉体上的痛苦感，即使有也几乎察觉不到，真正令瘾君子感到难熬的，是精神上的丧失感。这种感觉由大脑产生，哪怕身体上极轻微的戒断痛楚，也会引发这种感受，并且，借由"洗脑"一直维持这种感觉。

我们相信，大家需要那个让人上瘾的东西以给予自己某种形式的快乐或精神寄托。上瘾的初期，瘾君子以为能从海洛因中获得这种感觉，吸烟者以为能从尼古丁中获得，而糖瘾者则以为能从糖中获得。

确实，导致上瘾的原因之一就是"洗脑"，且这种"洗脑"作用极其强大。你很可能从未服用过海洛因，但你一定曾认为毒品能带来某种巨大的、不可思议的、梦幻般的快乐，或许到现在你都是这么想的。

你之所以会有上述想法，一部分原因出于影视作品里对吸毒的演绎，一部分原因则纯粹因为我们无法相信——把瘾君子的身体、家庭、事业、生活毁于一旦的毒品，实际上竟然没有乐趣可言？！对于这件事，那些去治疗海洛因成瘾的瘾君子们，是最心知肚明的。

第一次摄入坏糖后，你马上能体会到戒断感。

戒断感是一种混杂着温和、空虚、稍稍不安和紧张的感觉，这种感觉非常细微，几乎察觉不到。

通常瘾君子在吸食第二剂毒品的那一刻，内心空虚、不安的感觉会暂时消失，整个人再次恢复了正常。但换个角度看，摄入第二剂，只不过恢复了摄入第一剂之前的状态，并不会让人变得更舒服或愉快。慢慢地，戒断的感觉再次来袭，那种轻微的、空虚的、略有不安和紧张的感觉卷土重来，无尽的循环也由此开始。

上述循环过程是不易察觉的，上瘾者往往意识不到瘾在循环，坏糖上瘾也是同样的原理，只不过比起其他上瘾，坏糖的上瘾有一点差别——坏糖上瘾，往往出现在我们具备思考意识之前，而当我们拥有了独立的思考能力时，我们已经多年处于坏糖上瘾的循环之中了。

坏糖上瘾的另一个特殊之处在于，导致我们对坏糖成瘾的并不是心存歹意的恶人，而通常是最关心、最疼爱我们的人——父母和

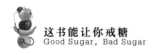
监护人等。在他们的喂养之下，我们在长大，而我们心中住着的吃坏糖的小怪物也在长大。不给它吃糖，它会发出抱怨，让人心神不宁。而给它吃糖，这种感觉就能消失一会儿，但也仅仅是一会儿，没过多久就又会涌上心头。

自出生以来，爱我们的人不仅喂我们坏糖，还灌输"洗脑"的观念，让我们相信吃糖可以带来某种好处或精神寄托，比如将吃糖描述为某种款待和奖赏，或是不可或缺的能量。而我们心中的那只小怪物也一次次力证着以上想法，每次摄入坏糖后，那种空虚、不安、轻微的紧张感就会暂时消失。

正因为我们相信上瘾会带来某种好处，所以瘾君子在每次尝试戒毒时，都会产生可怕的欲念。换句话说，毒品戒断引发出的糟糕的丧失感源于精神而非肉体。

如果将在肉体上对坏糖的戒断反应称为小怪物，这只小怪物虽然一直存在，但作用却极其轻微。然而，其引发的思维过程和那些"洗脑"观念，则膨胀成了大怪物，激发出可憎的欲念。

想要击败大怪物，轻松疗法是非常奏效的，足以给大怪物致命一击。而消灭小怪物，可以加速大怪物的灭亡，让人免受折磨。当你戒掉了坏糖的瘾，小怪物便会消失，而如果不能戒掉，反而困在坏糖上瘾的循环中，小怪物就会轻易诱发出大怪物。

对于大多数人来说，"瘾"不是个褒义词，往往和烈性的东西相关，甚至在一些情境下，会受法律的严格约束。大多数瘾君子都是在十几岁或二十岁出头形成的毒瘾，当然，将坏糖与毒瘾相提并论并不合适，毕竟我们在襁褓中就开始吃糖了。

然而，"在记事前就上瘾"这一观点其实也不新鲜了。孕妇如果在孕期吸毒，就会导致一些婴儿生来对毒品上瘾。而也正因意识到了毒品带来的恐怖危害，全世界的人们才会投入海量资源来抵制毒品。可讽刺的是，尽管每年死于肥胖、心脏病和糖尿病的人数比死于海洛因的多出上百万，坏糖却并没有引起人们足够的重视。这很大程度来自人们对瘾的成见，只有当我们放下这种成见，真正了解瘾的作用原理，并接受人类对糖上瘾的事实，才能摆脱糖瘾的控制。

能承认自己正不受控制地摄入坏糖，甚至已经被坏糖控制住了，是十分重要的。而摆脱糖之控制的唯一方法在于：**戒掉对坏糖的瘾，同时享受食物。**

享受食物看起来与不吃糖似乎有些矛盾，而这正是"瘾"给我们带来的通病——我们会认为，要是生活中没有了那些小乐趣或能寄托精神的东西，就会十分痛苦。因此，只要对人们提到戒糖，大家的普遍反应是："可是，我还想享受饮食的乐趣呢。"

人们总是认为，没有坏糖的饮食吃起来毫无乐趣，但这和事实相差甚远。在《这书能让你减肥》中，我写道：尽情吃自己喜欢的食物，无论何时，想多频繁就多频繁，无须节食，无须特殊锻炼，无须使用意志，你不会产生丧失感，就可以达到自己想要的体重。

对很多人来说，这听起来简单得令人难以置信。不过读完这本书之后，他们会觉得我的话确实有道理。

我刚刚提到了两个与减肥有关的关键词：节食和意志力。大多数帮助你控制饮食的方法都必须依靠意志力，但在后文中我会告诉你，运用意志力戒瘾法只会更难成功，就比如大多数节食的人体重

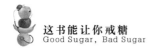
最终都会增加。

用意志力去减肥或戒除其他的瘾，就像是给自己服用了一剂药物，效果短暂而有限，而非能改变生活的解决方案。真正能起效的方法，则是转变看待饮食的方式，消除自襁褓之中便被灌输的观念，并用真相取而代之。一旦我们对食物的看法产生了变化，改变饮食方式就会变得易如反掌，还不用让自己丧失任何东西。你会更加健康、更具活力，拥有更多惊喜，而且，每顿饭你都会倍感享受。

关于瘾的一些骗局，我们并不是全然没有防备，如果有人骗你，说海洛因不会让人上瘾，你会相信并且接受引诱去尝试吗？你当然不会。

尽管一些影视剧对海洛因进行了过分的吹捧，让部分观众误以为可以从毒品中获得极致乐趣，但相信你还是很清楚，吸食海洛因并不能让自己获得多大享受。就像前面所说的，大多数海洛因成瘾者早已公开承认，自己吸食毒品只为变得"正常"，而不是获得快乐、快感或真正的好处。

糖瘾也是如此。

相信你拿起这本书，就是为了彻底戒除糖瘾。

彻底戒瘾，这几个字或许会让很多人心生惧意。因为很多人都认为戒糖需要依靠强大的意志力，更别说彻底戒掉了，但实际上，这并非不可实现，关键在于，不能寄希望于自己的意志力。

"意志力戒瘾法"通常是指治疗毒瘾的方法，瘾君子正是因为相信自己牺牲了某种快乐或精神寄托，才会在余生的每一天都使用意志力，与吸毒的欲望做斗争。一直上瘾是个难题，但只有那些运用意志力戒瘾的人，才会觉得戒瘾困难。

我之前也见过很多觉得戒烟很难的人，可一旦掌握了戒烟的方法，戒掉烟瘾就会非常轻松。从坏糖中解脱的方法也是如此，戒掉坏糖唯一的方法在于意识到坏糖对你毫无益处。而本书就将帮助你轻松且永久地戒糖，并且毫无痛苦，全程享受整个戒糖过程。

这种帮你摆脱糖瘾的方法，称作轻松疗法。为了达到轻松的目的，我们需要先树立这样一种信念，即：无论何时想到坏糖或是坏糖产品，你不会产生想要吃坏糖的欲望，而是会不由得涌起一种自由感，坚信自己不会再吃糖。这便是走向自由、维持真正自由的唯一方法。

在此之前，你可能已经尝试过无数种控糖的方法，也或多或少地经历过丧失感、痛苦感和失败感。忘记那些让你不舒服的感受吧，也不用忐忑于戒糖的过程是否艰难，这一次，我们将纠正你对坏糖的看法，让你拥有一种激动的、具有启发性的、积极的乃至自豪的体验。

轻松疗法并不是一种洗脑，相反，这其实是在反洗脑，是在纠正并转变我们自出生以来就信以为真的想法，并为你找到真正行之有效的方法。

轻松疗法一开始用于治疗吸烟，帮助人们戒掉了尼古丁瘾。我自己就是个"老烟枪"，每天要抽 60 到 100 根香烟，戒烟次数连自己都数不过来了，然而无济于事。我甚至开始相信，我的基因注定了自己是个烟鬼，只有强大的意志力才能让我远离香烟，而正是因为我缺乏一定的意志力，余生注定要忍受抽烟的痛苦。

事情是怎么发生改变的呢？那是一次在接受催眠师的治疗过程

中，当时的我原本是抱着"死马当作活马医"的心态前去的，但催眠师说出的一个词却让我心中一动，这个词便是"上瘾"。我顿时觉得醍醐灌顶，一切似乎变得清晰起来——并不是欲望导致我吸烟，而是因为上瘾。

在那一刻，我知道自己的烟瘾已经治好了。在那天之后，我真的一根烟都不想抽了，而且回家后，我还向妻子乔伊斯宣布，我要帮助全世界的烟民戒烟。

现今，轻松疗法已经帮助全球数亿人实现了戒烟，并使人们在更多方面恢复了自由——他们不再受酗酒、赌博、欠债、恐飞、暴饮暴食等问题困扰。凭着惊人的效果和口耳相传，轻松疗法获得了一大批忠实的追随者。

现在，轮到用它来对付坏糖了。也许，你已经完全知晓了糖的害处，可你仍旧忍不住吃糖，就像烟鬼深谙吸烟的所有危害，却依然不遗余力地满足烟瘾一样。你比很多人幸运，因为你有机会借助这本书摆脱自幼"洗脑"观念的荼毒，改变对于糖以及糖造成影响的错误观念，并洞悉事情的真相。

要记住，你是为了用某些措施解决吃糖的问题才拿起这本书。过去的办法不起作用，因此你希望这个方法能有所不同。既然如此，请相信我们对你戒糖的承诺，而此刻，请记住我的第一条指令：

请相信本书给出的所有指示，并逐一执行。

在阅读本书期间，你无须改变饮食方式。当你对糖不再产生需求和欲望之时，你的饮食方式自然会改变。在那之前，请你维持正常的饮食，像平常一样摄糖，在我给出指令之前，不要采取任何方式改变饮食。

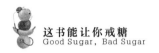

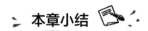

本章小结

- 我们从小就对糖上瘾，认为吃糖是一件再正常不过的事情。然而事实绝非如此。

- 我们知道吃糖的危害，但是成瘾和"洗脑"的观念让我们持续吃糖。

- 瘾发作之时，我们试图服用那些让人上瘾的东西来缓解欲望。

- 如果不彻底戒掉对坏糖的瘾，一切降糖或控糖的行为不仅毫无用处，还会进展困难。

- 放弃轻松疗法意味着彻底放弃戒糖，不过好消息是轻松疗法真的很轻松。

- 你无须运用意志力。

- 遵循所有指令。

第2章

自然本能

喜爱甜食不能算作人类的缺点，相反，正是这一点让人类得以延续数百万年。只有当人类发明了欺骗自己同胞的东西，并试图凌驾于自然之上，对甜食的喜爱才变成了人类毁灭的原因。

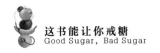
你是否观察过松鼠是怎么为生存忙碌的？这种常见的小动物堪称大自然的奇迹，它们可以数秒内爬上垂直的墙壁，在树枝间飞跃，在栅栏上奔跑，甚至在钢丝绳上行走。你可曾见过某只松鼠因为这些动作而体力殆尽？并且，你可曾见过某只松鼠体重超重？

如果你见过松鼠吃松果的样子，你就知道其中原因了。如果在大多数人类面前放一碗坚果，他们会一直吃，直到把坚果吃光。松鼠却不同，它只会吃掉自己所需的坚果量，将剩下的藏起来以备日后食用。对于吃了上顿没下顿的动物来说，如此聪明的前瞻性规划十分重要，可它是如何知晓要提前规划的呢？松鼠的脑袋很小，但要是论生存之道，它比绝大多数的人类聪明。

松鼠会运用意志力吗？它是否知道要是把所有的坚果吃掉，自己可能变得太胖而没法爬上墙？是否因为自己以后可能挨饿，因此拒绝狼吞虎咽的快乐？以上当然都不是。当你观察动物时，会发现它们是不会暴饮暴食的。地球上所有的野生生物，都维持着适合自己生活方式和居住环境的体形，尽管河马和海象等动物体形较胖，但它们生来如此，并且十分符合自身的生活方式和居住环境。

回想一下电视上那些令人震惊的画面，在庞大的鱼群、牛群、鹅群中，每只动物的体形大小也许存在差异，但是身形比例却是相同的。除去极为年长、极为年幼和残疾的动物，其余动物的体态都不相上下。我们从未见过有野生动物会因为饮食过量而长出一个大肚腩，地球上只有三种动物受肥胖问题的困扰——人类、饮食习惯受人类掌控的家养动物，以及经常吃人类丢弃的食物残渣的野生动物。对于最后一点，英国郊区的鸽子就是最好的例证，过去30年来，人类逐渐肥胖的现象似乎也传染给了这些鸽子。

地球上那么多物种都尽情享受着自己喜爱的食物，随心所欲，不必担心超重，它们是怎么做到的呢？难道松鼠、鱼类和水牛也都终其一生凭借意志力防止自己饮食过量？当然不是了。这些动物凭借本能就知道应该吃什么、不该吃什么。

人类曾经也是如此。我们的祖先根本不需要营养专家告诉自己如何保持体形，但那时候人类的智力还意识不到这一点。而现在，关于"吃"这个话题，我们却不知道该怎么想了。眼花缭乱的新式饮食与之前的饮食原则相冲突，科技信息和数据统计对人们狂轰滥炸，即使是科学家都难以洞悉其中奥妙，普通人就难免更困惑了。

而在所有信息中，我们真正需要的信息其实只有一点，那就是我们与生俱来的信息——**本能**。

本能，并非智能，本能决定了我们吃什么、怎么吃，这一点我也会在后面详细讲解。地球上每种生物的饮食菜单都不相同，可谓量身定制。而这里所说的自然本能，便是为你制订的最棒的饮食计划。

我在《这书能让你减肥》里曾说过：尽情地吃自己喜欢的食物，随心所欲，无须节食、无须特殊锻炼、无须运用意志，不必产生丧失感，就可以达到自己期望的体重。你可能觉得难以置信，生活什么时候变得这么容易了？但想想看，这对动物王国里99.9%的动物都不是难事，而我们身为人类，必须仔细观察才能了解它们是如何做到这一点的。

也许有人会说，动物觅食、捕猎、将食物运回巢里都需要长途跋涉，克服各种困难。的确，食物稀缺会限制动物的消耗，甚至令其忍饥挨饿，可是如果食物充足呢？你可曾见过因为吃得太多而导

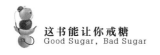
致体形肥胖的野生动物?

人类作为一个物种,喜爱甜食合乎情理,人类的肉体和精神都需要糖来补充能量。碳水化合物以葡萄糖的形式出现,是滋养大脑和肌肉、维持其他身体功能的能量来源,而人类的天然葡萄糖来源主要是植物。自然本能让天然糖变甜、让我们尝到甜味,确保我们被最佳天然糖源所吸引。

可能你会想,要是人类生来喜欢苦的食物,事情就好办多了,人们就不会如此喜爱甜食了。但是在尝到蛋糕、甜饮料或汽水之前,人类的甜食味蕾早已历经数百万年的演变,食品行业正是利用精制糖复制了我们最喜爱的食物的味道。要是人类真的生来喜爱苦的食物,食品行业也会相应地投其所好。

精制糖已经产生了两千多年,之前由于产品稀少,只有富人才能享用。18 世纪,随着奴隶制和工业革命的出现,蔗糖的产量实现爆炸性增长,由此,糖走进了普罗大众的生活。

"二战"时期的限糖政策给糖披上了一层神秘面纱,糖成了稀有品。"二战"之后,精制糖的消耗量激增,与供应量完全不成比例。如今,西方糖市场的发展空间少之又少,可以说我们实现了真正的糖饱和,但是全球其他地区仍然在拼命追赶,难怪全球糖尿病大流行。

20 世纪初,每年全球人口人均消耗 11.21 磅(约合 5.1 千克)糖,而如今这一数据已经增加到了 46.3 磅(约合 21 千克),是之前的 4 倍还多。美国心脏学会建议人均每日摄糖量不超过 9.5 茶匙,然而《福布斯》杂志上的一份报道表明,成人的实际日均摄糖量为 22 茶匙,儿童的日均摄糖量更是高达 32 茶匙。

这些问题的罪魁祸首，是从甘蔗和甜菜中提取的糖，而主要用于食品加工业的高果糖玉米糖浆等产品，更令上述情况雪上加霜。虽然所有坏糖都源自天然，可等到人们吃进嘴里的时候，它们早已称不上天然了。精炼甘蔗，去除其纤维、维生素和矿物质，留下甜甜的、可溶于水的白色结晶物质，这种物质可以不费吹灰之力添加在其他食物之中，让我们自欺欺人地以为食用的东西是健康的。请记住，本能指引我们食用的是味甜、新鲜、营养丰富的蔬果。

我们通常将精制糖称为"非细胞碳水化合物"，几乎没有营养价值，唯独碳水化合物含量很高。吃太多的精制糖，意味着体内碳水化合物会超标，远远高于消耗量，于是多余的部分就转化成了脂肪。同时，由于精制糖产品没有营养价值，无法消除饥饿感，因此人们会想吃更多，于是糖也摄入得越来越多，由此陷入恶性循环。

在办公室放一碗橙子供人们享用，通常总会剩下些橙子在碗里，但要是放上一盘蛋糕、饼干和巧克力，盘子里通常什么也剩不下。我们总是对坏糖制品如此迷恋。要知道精制糖会给血糖带来灾难性的影响，造成人体血糖偏高。说到这里你应该能理解，精制糖是如何成为有害物质的，在很多国家，人们对海洛因和可卡因上瘾的情况较为少见，相比之下，对坏糖的上瘾却影响了所有人的生活。

糖尿病就是坏糖带来的重要副作用之一。

糖尿病是由调节血糖的胰岛素分泌缺陷而引发的病症。1 型糖尿病会让人体无法产生所需的胰岛素，这类糖尿病患者通常较为年轻。而在 2 型糖尿病患者中，虽然患儿数量有所增长，甚至在某些国家中儿童患者占了几乎半壁江山，但是 2 型糖尿病最常发生于中老年

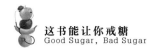
群体。2型糖尿病让人体无法有效利用胰岛素，比如细胞会对胰岛素产生抵抗作用等。

2型糖尿病会带来毁灭性的影响，但好在几乎所有的2型糖尿病都可以预防和缓解。

如果血糖上升，即使幅度轻微，即使没有任何症状，也会带来长期危害。肥胖和糖尿病会大大增加中风和心脏病的风险；脂肪则会导致血管堵塞、变窄，供应心脏的血液变少，可导致心绞痛，增加心脏和大脑血管堵塞风险，进而引发心脏病和中风；糖尿病还会引起神经损伤，导致足部等部位受到影响而截肢；此外，糖尿病还可能引发眼睛失明和肾脏等器官衰竭。根据世界卫生组织的报告，全球约有4亿人口患有糖尿病，该病的致死率未来将增加50%。不过，宣判的这一死刑并非无法避免。90%的糖尿病为2型糖尿病，由于肥胖人数增加，加之缺乏运动，糖尿病发病率快速上升，而这又几乎完全归因于人们坏糖摄入量的增加。

近几十年来，我们总能在媒体上看到对烟瘾弊端的宣传，告诉人们烟草如何带来灾难性的后果。尽管烟草公司无所不用其极，利用合法或非法手段企图欺骗烟民，但比起20世纪30年代到50年代的烟民，我们能在更年轻的时候了解清楚吸烟这件事。再想想20世纪80年代艾滋病流行时，人们是如何调动资源和开展教育项目的。相比之下，同样的方法却没有用来对付坏糖引发的肥胖症和2型糖尿病，以至于坏糖对身体造成的破坏，人们几乎一无所知。这难道不令人震惊吗？如果我们明知自己要走向这样的命运，还会继续像现在一样肆意吃喝吗？当然不会，所以食品公司才不事声张。所以，很难不让人联想到这背后有着强大的商业势力在运作，他们的一举一动皆秘密，同20 世纪末大烟草公司的行径如出一辙，是彻头彻尾的邪恶！

无论你是正在忍受坏糖带来的痛苦，还是因为惧怕自己患病而忧虑不已，希望在你了解轻松疗法后，能将这些不安放在一边，享受解脱般的快乐、自由和无忧。

在《这书能让你减肥》中已经阐明，不正确的饮食方式会导致暴饮暴食。当人们吃下错误的食物，人体会失去所需的营养，同时饥饿感从未真正得到满足，继而越吃越多，堆积脂肪。而在本书中我们将继续延伸这一话题，告诉你控制糖瘾是控制体重极为有效的方式。只要你遵循所有指令，不仅能摆脱糖瘾，也可以掌控自己的体重和身材。

人们日常饮食的"有害食物"中，坏糖是罪魁祸首。如果你并不认为自己对糖上瘾，那么下次再把食品和饮料放进购物车前，先看看上面贴的所有标签。或许你可以准备两辆购物车，把含有坏糖的产品放进其中一辆车里，把不含坏糖的放进另一辆车里，然后看看两辆车里商品数量相差多少。倘若把超市货架上所有含坏糖的商品拿掉，能继续销售的商品只有现有的 20%。

即便你已经承认了自己对糖上瘾，也可以做一下上面的测试，你一定会被含有坏糖食品的数量而震惊，你会发现，很多看似与甜味无关的咸味小吃，比如比萨、薯片、预制菜、调味汁里都含有不少坏糖，而这也正是这些食品受欢迎的原因。坏糖让我们感觉食物可口，于是出现了坏糖上瘾，让我们违背了自己真正的本能。

说到底，我们需要牢记精制糖到底为何物：**一个索然无味、会**

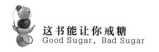

紊乱新陈代谢且不管怎样都对你毫无用处的东西。

而想要不受坏糖蛊惑，就请你记住第二条指令：

不迷信任何权威，而是遵循人类代代相传的饮食本能。

你要做好准备，去质疑任何目前信以为真的事情，承认自己曾经被误导，承认即便是最权威的信息也可能出错。毕竟，有太多关于饮食的"真相"，总会在几年后被无情推翻。

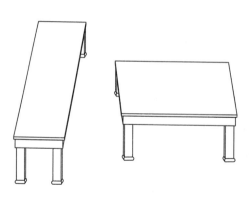

看看左图的这两张桌子，倘若有人告诉你，这两张桌子尺寸一模一样，你肯定将信将疑。

然而事实是，两张桌子一模一样，只是摆放的角度不同，所以产生了这样的视觉误差，让人误以为它们的大小也不同。视觉误差是种错觉，我们的大脑比我们预想中的更容易被骗，总是对错误的事情信以为真。比如吃蛋糕或巧克力棒的时候，我们会以为自己能得到某种快乐，可事实并非如此。

所以，请跳出那些所谓的权威和定论，而是跟随我们身为人类的本能，正视坏糖，也正视坏糖带来的影响。

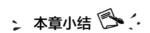

本章小结

- 自然本能会告诉我们该吃什么、何时吃饭。

- 世界上受体重困扰的物种，只包括以下三种：人类、家养动物、经常吃人类丢弃的食物残渣的野生动物。

- 我们的智能总是压制着本能的智慧。

- 人们发明精制糖，是为了复制自己喜爱的食物的味道。

- 任何含有精制糖、加工类和淀粉类碳水化合物的产品都属于坏糖。

- 打开思路，敢于质疑一切。

第3章

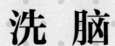

洗 脑

人类能够自由选择食物，这不过是妄谈。在出生之前，我们的饮食就已经不受我们掌控了。

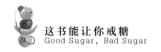
人们常常如此评价深受体重问题困扰的人：他们"太热爱食物"。这听上去颇有道理，而且，多数被体重困扰的人也都承认自己贪吃。对于自己饮食过量的问题，超重的人全都心知肚明，而且内心很受煎熬。轻者会因此产生自责，重者则会陷入自我厌恶中无法自拔。

什么是过度饮食者？是指因无法控制饭量而羞愧难当的群体。包括受一块饼干的诱惑，最终吃完了整袋饼干的人；孩子生日宴会结束后，将所有盘子里剩的蛋糕吃得一干二净的人；拿着一盒巧克力上床，最终把整盒都吃掉的人。他们每次吃完东西后都觉得自己吃得太多，并且为此不开心和难为情。

其实，过度饮食者完全不必感到愧疚，因为那些关于饮食的"决定"并不是他们自由选择的后果，不过是被长期洗脑的结果。

自出生之日起，我们所吃的大部分食物，都不是由自己决定的。既然掌握权不在自己手中，那么，对于逐渐形成的饮食习惯还有什么好羞愧的呢？

在上一章里，我建议你查看所有食物上的标签，这样就能知道自己的日常饮食中含有多少糖，以及多少加工类和淀粉类碳水化合物了，由此你会发现，如果去掉所有的添加糖、加工类和淀粉类碳水，我们的饮食也就不剩什么了。轻松疗法的作用之一，就是让人能遵循自然本能进行饮食，并且和现在的饮食相比，能拥有更丰富的选择。

事实上，你早就知道自己的饮食习惯有些问题了，只是你并不知道该如何改变。而要想改变，首先你要清楚一点——没人能强迫你做出改变。而你要掌控并改变一个局面的原因很简单，那就是你对目前的状况不满，想要更好地享受生活。

人们在试图减肥时，总会感到悲观失望，请你不要这么想，因为这完全没有必要。轻松疗法不需要你节食，你不会丧失什么，也不用强迫自己进行让人筋疲力尽的体能挑战，你无须依靠意志力，也不用吃自己不喜欢的食物，或者执行某项运动计划。你唯一要做的，就是了解并遵循轻松疗法，然后，你将在人生中第一次真正选择自己的食物。

一提到随时随地、尽情享受喜爱的食物，人们通常都会心存怀疑。我并不是在偷换概念，妄图通过改变"喜爱"一词的定义来误导人们相信我，而是要让人们遵循轻松疗法的指导。不过有一点倒可能成为现实，那就是你现在所喜爱的食物，很可能在你看完这本书后将变得不再是你的最爱。而你最新选择的喜爱的食物，会是味道更好，也对你身体更有益的食物。

上一章我们曾经提到过视觉错觉，你认为尺寸不同的两张桌子很可能是一模一样的。这提醒我们唯有打开思路才能看清真相，我们可以用同样的方式重新审视自己喜欢的食物。

你肯定吃过蛋糕，但是你是否真的关注过它的成分？倘若有人告诉你，大部分的奶油蛋糕都含有有毒物质和人造甜味剂，你还会选择吃它吗？我举这个例子，是希望你思考一下，我们对于某种东西的认知，一直以来都是受到洗脑观念的影响。

这种关于食物的洗脑，早在我们出生之日起便开始了。自来到世界的第一天起，我们的饮食习惯就受到了他人掌控。别人决定我们是母乳喂养还是奶瓶喂养；别人决定了我们什么时候断奶、什么时候吃固体食物；我们渐渐长大，是别人给我们买来食品，决定早

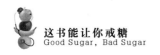
餐吃什么，午餐食谱如何，晚餐有几道菜；而也是别人决定了那些固体食物能给我们带来什么。

即使身为成年人，我们的选择也受他人控制。员工餐厅里我们可吃的东西永远有限，即使是我们自己负责做饭，仍然要受到预算、现有食材、广告洗脑、已经形成的口味的影响。就像桌子错觉一样，除非有人指出来，否则我们很难看穿。

不过，一旦我们看清现实，就不会再落入圈套。

有些人或许认为，坏糖问题的关键不在于一天的主食，而在于正餐间隙的零食，比如在收银台等待付款时，出于一时冲动拿起的糖果、薯片和巧克力棒。但事实并不是这样的，归根结底，问题的核心还是因为我们脑海中根深蒂固的洗脑观念。我们之所以会对那些糖果、薯片和巧克力棒产生渴望，就是长久被洗脑后所引发的联想，售卖垃圾食品的广告商为了激发消费者的购买欲，往往无所不用其极。他们营造出一种含糖产品能给人能量和荣誉的假象。部分垃圾食品甚至在一年中特定的时期出售，堪比水果那样的时令性产品，这让人们购买起来更放心大胆且趋之若鹜。

一旦将错误观念根植脑海，任何与之相关的事物都能激发我们的欲望，而我们的这些举动，并非真的选择，而仅仅是被洗了脑。

洗脑观念控制着我们的饮食量。在多数的文化中，人们需要吃掉别人为自己准备的食物，而且要吃得干干净净，要不然显得不礼貌。可到底是谁决定了被端上桌的食物量呢？假如你负责端盘子，难道不会在已经足量的盘中再多放一些食物吗？你会的，因为你不想显得小气。

世界各地都有宴会传统，比如圣诞节便是从头吃到尾的狂欢会，我们的胃里塞满了薯片、零食、鱼、肉、布丁、奶油和酒，还有蛋糕、巧克力、饼干以及各式各样的甜食。在消化液的作用下，后续吃的所有蔬果都落在这一堆高糖食物上。一大结束后，我们肯定感到昏昏欲睡、身体浮肿和不适，器官忙着消化超负荷的食物和转化为脂肪的有毒物质。

可是明年，我们还是会循环往复，为什么呢？为什么我们一直饮食过量？

事实上，暴饮暴食并不会随着圣诞节过去而终结，促使我们饮食过量的还有其他原因。想想我们在对烟酒上瘾的初期，我们并不喜欢它的口感和味道，本能会让我们停下来，但是我们却选择了一直抽、一直喝，直到不再对其口感和味道敏感。因为我们想做"模范生"，所以挺了过去，我们坚信别人能做到，自己也能做到，并且坚信这样做能有所回报。这个过程，我们称之为"形成口味"，但是实际上，我们却在其中失去了味觉。我们的感官受到毒素的影响，最终对毒素产生免疫力，就像老鼠对鼠药产生免疫力一样。于是，香烟和酒精饮品的味道变得不再那么糟糕，然而改变的并不是烟酒，是我们。我们对自然的警示标志置之不理，于是落入陷阱。

人们应对痛苦的方式，是智能凌驾于本能的绝佳写照。吃完圣诞节宴会上的所有垃圾食品，你会开始牙疼，而你做的第一件事便是吃止痛药。疼痛减缓，你感觉舒服了一些，可是牙好了吗？没有。疼痛被药物抑制，最终还是会复发。

你感到疼痛，是因为痛感告诉你的大脑和身体："有个问题急需解决。"抑制疼痛治标不治本，你只是在阻止身体做出适当的反应。

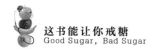

　　换个场景，要是车上亮起了油压警示灯，你会怎么办？把警示灯上的灯泡拔掉？还是把车停在一旁，加满汽油？两个办法都能让油压警示灯熄灭，但是只有一个能防止发动机熄火。

　　糖瘾不同于其他的瘾，在对吃糖产生意识之前，我们就已经对糖上瘾了，没有感受过适应期。等到成年时，我们已经认定可以从含精制糖、加工和淀粉类碳水化合物的食物中获得快乐或精神寄托。但无论何时吃糖，我们从未真正得到过满足，我们只会吃到撑。说到底，我们是在为追寻一个不可能达成的目标而暴饮暴食。

　　如果把这个目标定为"满足"，满足的意思应该是：食用营养而美味的食物，满足因饥饿感而产生的感觉，满足身体需求的感受。而精制糖、加工和淀粉类碳水化合物，是无法满足身体需求的，它们无法提供人体所需的营养，很多我们吃的"食物"中都没有这些营养。一旦营养缺失，吃糖的愉悦感会被失落感所取代，这种感觉令人不适，但我们总会将其误判为对"吃东西"的渴望——一种虚假的饥饿感。我们没有吃富含营养的食物，以满足真正的饥饿感，而是用喜爱的食物——更多的垃圾食品来满足饥饿感。

　　这个循环不断重复，垃圾食品让情绪失落，我们试图用更多的垃圾食品提振情绪，导致新一轮的失落感。打破循环的唯一方法，在于不吃垃圾食品。想想我们暴饮暴食的原因吧，这与烟民抽烟、酒鬼喝酒的原因大同小异：

· **无聊**——"给自己找点事情做，让大脑处于忙碌状态。"
· **悲伤**——"让我忘记孤独的感觉。"

- **压力**——"让我不再担心，忘记烦恼。"
- **日常**——"是一天中特定时间做的事情。"
- **奖励**——"给自己的小小奖励。"

请注意，上述原因中没有快乐，而我们将快乐的场景与蛋糕、巧克力挂钩，不过是习惯使然。快乐的场景并不是必须有吃蛋糕、巧克力的需求或欲望，事实上，在我们最快乐的时候，吃垃圾食品的欲望往往也最低。想想婚礼上剩的那些蛋糕吧！

瘾君子通常也将"毒品"称作"奖励"，这同样是洗脑的结果。人为何要奖励自己能置人于死地的东西？就是因为被洗脑了。小时候，大人便告诉我们，糖是奖励，表现好就给我们糖。长大后，我们便自然而然将糖等同于奖励。要是在儿时，我们表现好，且只有表现好的时候奖励给苹果，长大后我们同样会把苹果视为奖励。

相比陷入坏糖中却不自知的人，瘾君子们反而一点都不傻，所有的陷阱他们都一清二楚，他们知道"毒品"不是奖励，会摧毁他们的生活。但他们被困在了精妙的陷阱中，也只好自欺欺人，这个陷阱便是瘾，下一章我会详述瘾的作用方式。而在这里，我需要确保你先保持良好的心态。

记住你要达到的目的：摆脱糖瘾，让自己享受每一餐，感受前所未有的快乐感觉。这也是这本书的初衷。

坦白说，我们并非只在圣诞节才暴饮暴食，也不是只有在那之后才后悔。每次嘴里塞满各式各样的比萨、意大利面、薯条，直到吃得太撑，身体变得不健康，此刻，我们才会感到羞愧难当。而每

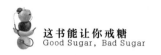

当我们狂吃蛋糕、冰激凌、饼干、巧克力或上述所有食物时，都会产生相同的感受。暴饮暴食并非每年一次，而是日复一日、周复一周、月复一月、年复一年。

如果你想改变这种状况，那么从现在开始，就不要盲目遵循惯例，自损幸福感。你要成为能控制自己饮食的人，而不是反其道而行之。你要决定自己喜爱的食物、饮食量以及饮食的频率，之后，除了获得纯粹的饮食快乐，你会更加无忧无虑、更健康、更具活力、更加自信。你会摆脱每周循环往复的大吃大喝，也不必费力不讨好地运用意志力控制饮食。

这不是节食，你不必辛苦计算热量，你无须对即将做的事情感到痛苦。人们对自己饮食感到悲观的唯一原因，就在于他们忘不掉节食带来的痛苦。而节食无法解决体重问题，只会让人产生失败感，人们害怕再次失败。

节食注定失败，一旦节食，你要完成的就是不可能完成的任务——通过意志力控制余生所吃的食物。而所谓靠节食成功的那些人，只不过是运用了更强的意志，他们靠意志力维持生计。舞者、演员、赛马骑师、拳击手、模特……当他们结束自己的职业生涯后，体态也会发福。所以，这根本谈不上节食成功。

节食都是约束自我，放弃某些你所认为快乐的东西，即便这些东西对你没有任何益处，但被剥夺权利的感觉依然让你痛苦不已。而这也会使得某些食物如禁果般珍贵，并且，只要心中的牺牲感尚存，你就永远无法解决这个难题。

食物越珍贵，我们的丧失感就越强烈，因为我们不能拥有这些食物。这是一个不断加剧、需要打破的痛苦循环。毫无疑问，我们的抵抗迟早会结束，随后变本加厉地吞食那宝贵的"禁果"。随着我们大吃大喝，之前痛苦的努力也宣告失败。

控制饮食同样会让我们有持续的饥饿感。我们满脑子想的都是下一顿吃什么，可真到了吃饭时却分外扫兴，因为和往常的饭相比，这顿饭的菜肴既不令人激动，量也不多，于是我们再次陷入痛苦。而如果想要比节食规定的饭量再多吃一点，内心就会内疚。

也正因此，从长期来看，大多数靠节食减肥的人体重不降反升。原因就在于所有的减肥之举都让食物变得更加珍贵，当我们终于减到了目标体重，下一步十有八九就是放弃节食，小小地奖励自己一番。最终看来，尽管短时间内体重会有所下降，但是会很快反弹，最后高于之前的体重。

既然靠节食永久减肥是个不可能完成的任务，那就把过去节食的种种失败经历都忘记吧。好消息是，并不是你出了问题，而是使用方法不当。只要遵循所有指令，轻松疗法就不会让人重蹈失败的覆辙。

请记住第三条指令：

满怀喜悦和期待，去开启你的戒糖之旅。

这条指令的意思是，忘掉过去，放眼未来，抛弃悲观和失望。我们有无数个感到高兴的理由，我们将转变之前的洗脑观念，获得一种比以往经历过的事情都更加健康、幸福的感觉。

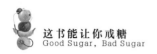

本章小结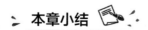

- 到目前为止，我们的饮食习惯不受自己掌控。

- 我们自认为喜爱的食物，不过是出生以来习惯的产物。

- 吃垃圾食品并非出于自由意志，而是受食品行业和瘾的驱使。

- 一旦看清饮食的真相，我们以后就不会再上当了。

- 节食没有用，因为一辈子依靠意志力是不可能的。

- 带着喜悦的心情去开启戒糖之旅。

第4章

陷 阱

所有的瘾都在以同样微妙、阴险的方式发挥作用，将你因于因洗脑构筑的牢笼中。

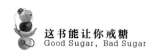

摄入坏糖时，坏糖快速流经血液，导致血糖升高，人变得昏昏欲睡。昏昏欲睡以欲望和虚假的饥饿感的形式出现，你试图用"最爱的食物"——更多的坏糖来减轻症状。这便是瘾的循环，和所有的瘾一模一样，每摄入这一剂，就会产生对下一剂的渴望。

于是，你可能会认为只要坏糖从身体中消失，只要自己挺过这段没有坏糖的时间，自然就不会产生欲望，瘾也就治愈了。但事实并非如此。对烟鬼、酒鬼、海洛因成瘾者、暴饮暴食者来说，"突然戒断"不足以实现戒瘾。比如说，尽管身体可以在几天内将尼古丁净化掉，可是烟民要真的都能在1周内成功戒烟，烟草行业早就消失了。

为什么体内的尼古丁已经销声匿迹，烟民们却仍然渴望抽烟？原因在于瘾不仅仅作用于肉体，还作用于精神。**事实上，99%的问题都是精神惹的祸，这个道理适用于所有的瘾，包括糖瘾。**只要我们还认为可以从含糖的食物、加工和淀粉碳水中获得某种快乐或精神寄托，那么，在离开这些食物时，就会产生丧失感和痛苦感。

肉体上的瘾和精神上的瘾如同两个怪物：肉体上的瘾是小怪物，精神上的瘾是大怪物。突然戒断可以轻松杀死小怪物，但是只要大怪物还活着，我们就永远都不会获得自由。

正是长年累月的洗脑观念，促使了大怪物诞生。就糖瘾来说，大怪物指的是"吃坏糖可以获得某种快乐或精神寄托"的错觉。也正是大怪物的存在，使得瘾君子们从引起问题的东西上寻求解脱。近年来，很多人沉迷于赌博，而当我们观察赌瘾时，会发现这完全就是大怪物在作祟。赌博无须食用任何东西，然而这些病态赌徒的症状，与其他的瘾君子相同。**是快乐的错觉，让赌徒上瘾。**

想吃蛋糕、饼干和其他所谓的慰藉食物时，这种慰藉感可以持续多久呢？答案是刹那。食物真正作用于血液需要花上几分钟，那么，我们为什么会很快产生慰藉感，但又很快就失去了这种感觉呢？原因在于，带给我们慰藉的根本就不是食物。我们需要含糖食品的这种念头，让我们产生了欲望，因此只要得到食物，欲望就会随之消除。这并非真正的快乐，而是快乐的错觉，是一种陷阱。

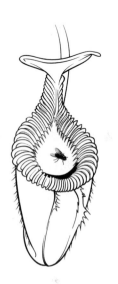

也许你见过猪笼草，这种漏斗形状的食虫陷阱通过芬芳的花蜜，吸引苍蝇飞入其消化腔。苍蝇站在"瓶口"吃蜜时，花蜜似乎是世上最美味的食物，可也正是花蜜让苍蝇走向死亡。苍蝇为了吃蜜，不知不觉越走越深，走进了捕虫笼，直到它落入瓶内，猪笼草便开始消化吸收它。

瘾之陷阱的原理与之相似。而糖瘾与其他的瘾的不同之处在于，在意识到自己在做什么之前，我们就已经站在猪笼草的瓶口了。等到对食物的营养价值有所认知时，我们已经顺坡滑下去了。

我们知道关于含糖食物的所有争议——蛀牙、发胖、容易患上心脏病和 2 型糖尿病等严重疾病，我们也深知，狂吃含糖食物让我们昏昏欲睡，并会为自己的过于放纵而羞愧。然而，一方面，我们眼看着数百万人和我们一样胡吃海喝却没有明显的不良影响，另一方面，虚假的宣传不断告诉我们含糖食物会让人开心、帅气、性感……

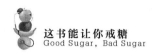

我们索性对坏消息充耳不闻，继续大吃大喝，如苍蝇一般滑向深渊。我们自认为"想吃就吃"是源于自己的选择，可实际上，在意识到究竟什么对身体有益和有害之前，我们早已处于失控状态！

婴儿时期，我们早已习惯于含糖的婴儿食品。有些食品只含天然果糖，但是很多却含有添加糖。即使是含有果糖的产品，也让人担忧，这些果糖基本是加工／混合糖，因此不仅消化速度异常，消化量也远超"自然糖量"。添加糖的食物通常含糖量满满，比如最畅销的脆饼干品牌每 100 克的含糖量竟然为 29 克。含糖量高的不仅仅是婴儿食品，成年人食用的淀粉碳水（坏糖）——早餐燕麦、土豆、米饭、意大利面、面包等构成了我们的日常饮食。

小时候，我们通常在家长允许的时候，才能吃糖果、蛋糕和饼干，总之，一直取决于别人的决定。长大后，我们终于摆脱了这层束缚，可以自行决定何时吃最爱的食物，我们变得放任自我、暴饮暴食，但这种情况不等于自由选择，这不过是大怪物做出的决定，其结果，是给我们的身体带来必然的损害。

人体是一台神奇的机器,恢复和适应能力都极强。假如吃下毒药，人体会反应强烈，努力将毒药从身体系统中排出来。这就是为什么有些时候，小孩会在生日聚会后生病，为了健康着想，身体要排出全部的含糖食物。然而，如果长期反复折磨身体，建立了对"毒药"的防御耐受力，那么下次则需吃下更多的"毒药"，才能产生同样的排毒反应。

换句话说，加大"毒品"剂量才能获得相同的效果，这就是为什么所有的瘾都让你越吸越多，并且导致戒瘾过程痛苦无比。你并不是在戒瘾，而是在妄图摆脱瘾的控制。

随着时间的推移，我们越陷越深，吸食的剂量越来越多，每吸食一剂后的空虚感也越来越强。除了身体上的虚弱无力，精神上还会产生消沉低落之感，因为我们根本没吃到想吃的食物。肉体和精神的双重疲劳，使得每次在疲劳得以缓解时，我们都会放大快乐的错觉，于是，"毒品"显得愈加珍贵，大怪物的影响也越来越大。同时，由于你的忍耐力和空虚感的承载量都在不断提升，每一次"吸毒"都无法达到上一次的"高潮"，失落感会越来越强。

回到坏糖上来，我们要先弄清楚坏糖的作用原理。由于在我们有意识思考前，就已经对坏糖上瘾了，我们对坏糖产生了依赖，似乎我们对坏糖的渴求是为了体验常人的幸福感似的。我们从未想过，即使没有坏糖，我们也完全能够应对生活的压力、满足生活的需求。相反，"坏糖能激励我们"的这种想法只会把我们耍得团团转。

在我们第一次吃坏糖时，不会产生任何神奇的激励作用，但那时我们还在襁褓之中，对此毫不知情。而且，几乎可以确定的是，我们在出生之前，就已经落入坏糖的陷阱了，母亲在孕期总会吃下一些坏糖。在母亲吃完坏糖后，子宫中的我们有时会产生戒断感——血糖从"虚高"处回落，温和、空虚、不安的感觉夹杂着些许疲惫。对此，我们同样一无所知，尽管这可能引发胎动、出生后的号啕大哭。随着我们想吃更多的食物，不适、易怒的情绪愈发强烈，无论在出生前还是出生后，我们的幸福指数都会从吃坏糖前"100%的正常幸福指数"降至90%。

再次吃糖时，我们的情绪明显得到提升，不过还不会升至

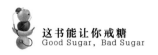
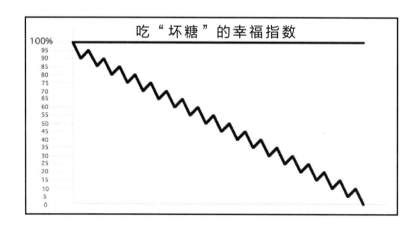

100%，而是95%。一旦打破天然的饥饿模式，持续摄入坏糖使得指数无法重回100%。吃糖后一段时间内感觉确实要比之前好，然而所做的一切不过是把一开始吃坏糖引发的不适感消除。摄入坏糖的循环由此开启。

不久，戒断感再次出现，那种温和、空虚、不安、疲惫的感觉将我们的指数降至85%。每一次血糖下降，我们就陷得越深。再次摄入坏糖，立刻感觉比之前又好了一些，幸福指数升至90%，但远也无法达到上一次的"高潮"。而我们还傻乎乎地心存感激，感谢坏糖带来的虚假"高潮"。

坏糖对肉体上（小怪物）的影响极其微小，几乎很难察觉。成千上万的婴儿生来对糖上瘾，家长却根本没发现。而在后面的生活中，戒糖时产生真正的不适并非单单由肉体引起，还有戒糖时产生的丧失感。由此可见，一辈子的"虚假高潮"让我们深信，吃坏糖没什么大不了，关于坏糖的一切都是好的。社会对坏糖的"好处"存在误解，加之食品公司运用广告和营销手段，于是形成洗脑观念（大怪物），导致人们出现不适感和丧失感，这也注定了想要走出坏糖的陷阱会很困难。

一旦弄清坏糖蒙骗我们的方式，我们就会猛然发现，实现自由、保持自由不仅轻松无比，而且让人乐在其中。我们毕竟不是站在斜坡上的那只苍蝇，没有任何肉体上的力量强迫我们必须吃坏糖。陷阱完全设在我们的脑海中，我们就是看守自己的狱卒，这虽然是瘾之陷阱的精妙之处，但也是致命的缺陷。只要我们弄清陷阱的性质，遵循指令就能实现自由。所以，这是个随时可以摆脱的陷阱。

我们一直存在误解，认为可以从坏糖中得到某种快乐或精神寄托，但倘若我们对自己的饮食习惯真的完全满意，根本也就不会来读这本书。即便大怪物总是告诉我们"坏糖令人开心"，但我们心里清楚事实恰恰相反。这是一种精神分裂，是一场拉锯战，我们只有摆脱被洗脑的观念，杀死了大怪物，才能赢得战争。

我们的大脑总会蒙受欺骗，认为一切都好，可事实恰恰相反。我们不仅在损害健康，而且浪费了财力，还难以获得真正的快乐。到底是什么在阻碍我们通往真正的自由？

阻碍我们的，是两种普遍存在的误解：

- **误解1**：含糖、加工和淀粉类碳水化合物能给人以快乐或精神寄托。
- **误解2**：逃离坏糖之旅困难重重。

不过现在我们已经知道了，吃坏糖的快乐不过是虚无的幻觉，

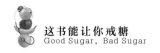

是对上次吃坏糖后低落的情绪进行短暂且局部的缓解。了解并接受这个事实十分重要，因为如果我们还是相信自己能从坏糖中得到某种快乐或精神寄托，就总是会有丧失感。不用担心离开糖的生活毫无乐趣，事实恰恰相反，把坏糖从饮食中剔除后，我们将比想象的更加开心和健康。

至于第二种误解的形成，正因我们认为自己需要或渴望含糖、加工和淀粉类碳水食物，所以才会认定逃离之旅困难重重，并由此深信戒糖需要强大的意志力。同时，自己和他人屡屡失败的节食经历更是加深了这种想法。而现在我们已经知道了，戒糖失败并不是自己导致的，而是用错了方法，因为我们一直在妄图依靠意志力。

我们需要明确一件事：**我们没有"放弃"任何东西——事实上，我们正在甩掉的并不是快乐，而是疾病！**

也许你对自己在派对上吃大量坏糖的感受记忆尤深，可真的是食物让你感到开心吗？你的快乐是来自那些坏糖，还是与朋友陪伴、交谈和相处？

把食物端走，你仍旧能享受当下。而若是无人伴你左右，食物将毫无乐趣可言。当然，我不是让你不吃食物，而是希望你享受真正的食物。是时候把自己从因放纵而引发的内疚、懊悔和自我厌恶中解放出来了，也是时候对付那可恶而狡猾的"大怪物"了，让我们把洗脑的想法全部清除，走出坏糖陷阱。

本章小结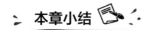

- 1% 的瘾作用于肉体，99% 作用于精神。

- 瘾，恰恰会从导致瘾产生的东西上寻求解脱。

- 让你有解脱之感的并不是食物，而是你对食物的欲望。

- 每次"高潮"过后都会更加失落。

- "快乐"和"逃离困难"的假象将你困住了。

- 现在迈向自由并不算迟。

第5章

迈向
自由的
第一步

逃离坏糖的旅程已经开始，现在，开始清除那些让我们想吃坏糖的洗脑观念吧。

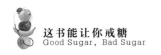
我知道，翻开这本书的人都恨不得在第一页就看到摆脱坏糖的秘方，你或许有些疑惑，还有些生气，为什么这一章不放在最前面？而你的这种期待，存在着以下两个误区：

第一，这并不是个秘方。

第二，从来就没有秘方。

想要戒掉对坏糖的欲望，轻松戒糖法是切实有效的。其过程在于通过摆出无可辩驳的逻辑，让我们摒弃深信不疑的洗脑观念，代之以理性的观念，最终达到戒糖目的。

上述观点是破除桎梏的关键，能让我们更好地理解并实施每一项指令，这三个指令就是前文中已经讲过的：

1.请相信本书给出的所有指示，并逐一执行。

2.不迷信任何权威，而是遵循人类代代相传的饮食本能。

3.满怀喜悦和期待，去开启你的戒糖之旅。

完成上述三个指令，你已迈出走向自由的第一步。不过千万要有耐心，这本书本质上是把钥匙，要想从此逃离坏糖陷阱，你需要完成所有步骤，并且在途中避开无所不在的危险。

糖瘾者掉入陷阱，就像猎物踏进了诱捕网，只有两样东西能让其重归自由：一是自己要有强烈的逃离陷阱的决心；二是秉承轻松戒糖法。逃离陷阱的过程中，大家只需遵循每项指令即可。

需要注意的是，糖瘾者一旦重见天日，又会面临另一种危险：陷阱依旧存在，要确保自己不会再次落入陷阱。

"糖能给人以某种快乐或精神寄托"这种观点早就很普遍了，想要将这一观念在短时间内彻底消除是不现实的。众所周知，酒鬼、烟鬼、赌鬼总是"戒掉了"又重犯，原因就在于他们仅仅依靠意志力去快速放弃，却并未真正戒欲。

对于节食的人们来说，道理是一样的。他们受到某种新理论的刺激，再加上一直都想减肥，于是兴冲冲地开始节食。可残酷的现实总会浇灭激情，对于"爱吃的"欲望从未消失，并且再次占据了上风。

只要欲望还在，任何试图逃离陷阱之举终将失败，之后重蹈覆辙。

怎样才能消灭这种欲望呢？告诉自己糖对身体有害，然后给你自己取舍的权利，这样就万事大吉了吗？倘若真能就此做到，那我们在很小的时候就戒糖了。糖对人体有害，这个道理众所周知，自孩童时期大人们便如此谆谆告诫，尽管他们一边警告我们，一边用糖奖励我们。

我们早就知道吃糖会引起肥胖，会增加 2 型糖尿病和心脏病的患病风险，更不用说会长蛀牙了，但了解这些常识并不足以让人回头。就像烟盒上全都印着"吸烟有害健康"，人们也对吸烟的危害一清二楚，可全世界仍有数亿人每天在吸烟。

要想戒瘾，只靠吓唬人是不管用的。我们的目的在于让人摆脱糖的奴役，实现自由。而这需要我们在拉锯战中获胜。

所有的成瘾人士都被卷入一场拉锯战中，他们会自相矛盾地想："我知道它能致命，但我离不开它。"又或者："我知道它对我有害，可我最起码得享受食物。"

一方面，人们知道香烟、酒以及本书中谈到的坏糖伤害身体，会奴役人，让人痛苦不堪；另一方面，人们深信没有烟、酒、坏糖

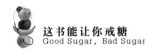

的生活毫无意义，因为这些东西能给人慰藉、享受和快乐。人们没有取得进步，享受自我，而是终其一生在两种矛盾观点中苦苦挣扎。但如果能赢得这场拉锯战，人们会更加快乐。

好消息是，当你意识到一面是真相（坏糖对你毫无用处），一面是假象（坏糖给你某种快乐或精神寄托），这场拉锯战便很容易获胜。

也许你认识这样的人，能不声不响地拒绝别人分享的饼干。他们是真的一块也不想吃，所以，谢绝饼干对他们来说是件轻松的事。而大多数人可能对此很难理解，因为自己能忍住不把一整袋饼干吃光就已实属不易，更别说一块都不吃了，怎么有人能够抵挡住饼干的诱惑呢？

人们对于所给予的东西产生欲望，是瘾在起作用。这也是你与能够抵制诱惑之人的根本区别——并不在于你吃了饼干，他们没吃，而是他们根本就没有吃的欲望。

这些人也饱受食品行业的影响，脑海中的某个角落，某个思想也曾生根发芽，认为糖是快乐的源泉。但与此同时，他们更清楚糖会使身体不健康、带来痛苦。他们并没有对糖上瘾，因此赢得拉锯战易如反掌。

不久，你也将成为这些人中的一员，尽管目前你还做不到，但轻松戒糖法会给你惊喜。**所有轻松疗法的本质，都不是在用理性战胜欲望，而是彻底消除欲望。**

这一点至关重要。倘若一直对坏糖保持欲望，戒糖后我们将产生丧失感，只能运用意志力战胜它，而一旦我们依赖于意志，日后就有再次掉入陷阱的风险。

让我们看看另一种瘾，我衷心希望你没有染上，而且以后也不会涉足，那就是海洛因成瘾。海洛因是一种可怕的瘾，大多数人对此唯恐避之不及，这也是父母们最担心孩子染上的瘾，这类毒品危害极大、令人虚弱，还会令上瘾之人变成铤而走险、病态偏激的狂徒，他们经常为了吸毒而不惜犯罪，最终众叛亲离。

我们很容易看到海洛因造成的危害，意识到瘾君子所处的陷阱——妄图通过下一次吸毒使一切恢复正常。倘若我们观察海洛因成瘾者，看看他所犯的错误，就知道该怎么着手解决问题了。我们与海洛因成瘾者身处同样的陷阱，尽管症状没那么糟糕，不过出乎很多人意料的是，坏糖的致死率远远高于海洛因，而我们对坏糖的欲望，和被误导的瘾君子对海洛因的欲望更是一模一样。

如同所有的恶性循环一样，坏糖无法减轻痛苦，正是坏糖造就了痛苦。而真正能发挥作用的，唯有一劳永逸地消除幻觉，认清现实，不再将坏糖视为一种快乐或精神寄托。

糖的真相是什么？精制糖通常被称为"非细胞碳水化合物"，可以提供热量，却不含诸如维生素、矿物质和纤维等营养价值。换句话说，精制糖纯粹就是热量，由于不含降低消化速度的纤维，精制糖很快会进入血液。

血糖升高导致体内的胰岛素含量上升。胰岛素是调节血液中葡萄糖（血糖）含量的激素。胰岛素产生于胰腺，作用重大。血糖和胰岛素升高带来的长期影响在于，细胞对胰岛素产生抵抗力，不再吸收身体所需的葡萄糖，这种症状便称为 2 型糖尿病。

不仅仅是晶状、粉状精制糖会产生上述影响，我们吃的很多食

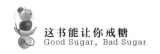
物都含有大量的精制糖。而我们要做的，就是充分了解这些食物的本来面目。你可能听说过，锻炼前吃意大利面等特殊食物有助于获取能量，但实际上，意大利面属于精制碳水化合物，几乎没什么营养价值，反倒是能让血糖上升，刺激胰岛素水平升高，能量很快被人体消耗，又会导致"低血糖"。与之相对的，蔬菜等天然食品是获取能量的最佳途径，天然食品含有身体所需的碳水化合物，可以为人体逐渐提供能量和其他营养物。

多数糖瘾者并不关注糖的营养价值，他们声称糖是自己无法抗拒的味道。可是糖的味道到底有多好？用手指从碗里蘸点糖，尝尝味道。舌尖肯定会感觉甜甜的，可真正的味道是什么样的呢？

当你真正品尝含糖食物的味道，你会发现实际上没什么味道。我们再想想意大利面，你会光吃一盘什么都不放的意大利面吗？你肯定会先撒点盐，给味蕾加点味道，再倒上美味的酱汁增添风味。酱汁的主要成分是什么？西红柿和草药，这两样食材才能产生美味。

那么蛋糕和饼干呢？生产商为了让食物变得美味，广泛使用果酱、坚果和柠檬之类的水果调味剂，而不添加以上食物的饼干和蛋糕一定味道平平。把蛋糕和饼干泡在热饮里可以丰富口感，也是基于上述道理。

由此，我们得到一条重要的指令：**可以不用添加任何东西就直接食用的食物，通常都属于好糖食物**，比如几乎所有水果——苹果、橘子、蓝莓、葡萄、西瓜、黑醋栗、树莓、草莓、猕猴桃、香蕉、菠萝、桃子、樱桃、牛油果等。还有很多蔬菜——胡萝卜、生菜、芹菜、甜椒、黄瓜、水芹、西葫芦、茴香、豌豆、洋葱、草药、四季豆等。

倘若需要用加大量调味剂的方式让某种食物变得可口，那么很可能意味着我们不应该吃这种食物。天然带苦味和严重酸味的食物，是大自然在提醒我们不要吃这种食物。

倘若含糖食物吃上去没味道、不好吃或者口感让人生厌，那你凭借本能就可以判断出这种食物并不安全。比如，土豆虽然属于天然食品，但想吃土豆必须经过烹饪，通常还要加点黄油或动植物油，所以，不到别无选择之际，你是不会生吃土豆的。同理，你恐怕也不会想吃没有任何调味剂的意大利面，以及其他坏糖食物。

如果不加调料、油、蔬果、坚果很难让坏糖食物吃起来美味可口，那么，我们为什么不直接吃蔬果坚果呢？

坏糖成瘾者的另一大误解在于，认为坏糖实惠又方便，毕竟在收银台随手拿起的甜点通常都不昂贵。但他们没有意识到的是，他们走向收银台的初衷，就是因为他们想趁机买甜点。成瘾者会走特殊的路线，让自己买甜点的行为看上去纯粹是一时冲动。

但后果呢？你看到一英镑能买两根巧克力棒，你告诉自己第二根可以一会儿再吃，于是你高兴地付了账。当然，第一根吃完后，第二根也随即进了肚。你感到羞愧不已，觉得自己很贪吃，但这不过是你踏入食品行业的另一大骗局——**他们才不关心你买糖是否便利呢！他们只想让你买更多的坏糖！**

下次饥饿难耐时，你不妨停下来问问自己："我到底是真的感到饿，还是被展示的甜点所吸引？"甜点提供的是无用的热量，几乎没有任何营养价值。倘若你真感觉饿，一个苹果或香蕉比蛋糕更能提供身体所需的营养。将水果和甜点做个对比，你会发现：

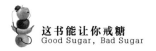

1.水果比甜点便宜。

2.水果比甜点方便食用。

3.水果对身体非常健康。

水果是真正方便的食物。剥去天然的外皮就可以直接吃，废弃的果皮果核还可以生物降解。垃圾食品并不便宜，虽然超市促销的薯片、预制菜、烹饪酱以及所有涉及坏糖的"食物"看起来不贵，但要是考虑营养价值的话，你其实在用高价购买营养少得可怜的东西。

坏糖制造出的假象深深植根于脑海中，但是，当你开始质疑糖的假象时，假象就会迅速崩塌。

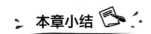

本章小结

- 想要实现真正且永久的自由，就要去除对坏糖的欲望。

- 坏糖陷阱同海洛因陷阱的原理如出一辙。

- 看清坏糖的真相，欲望就能消除。

第6章

不可
思议
的机器

人类取得了很大成就，但与自然的成就相比，一切都显得无足轻重。

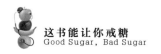

广告业的兴起，确实是人类值得自豪的一项事迹，毕竟它证明了人类传播信息的智慧，广告中蕴含的想象力、创造力、设计和执行充分印证了人类有着惊人的智慧，且区别于动物王国的其他生物。但是，广告也同时反映了人类的致命弱点——传播并相信错误信息的能力。

多年来，广告业一直传播关于糖的错误信息，千方百计对我们洗脑，让我们相信糖可以改善生活。并且，不仅仅是广告在进行着这样的努力，我们的父母也稀里糊涂地参与了洗脑过程，他们并没有告诫我们远离糖，而是将糖当成奖励。

此外，医疗行业也让局面更加混乱，每隔几年，他们就散布自相矛盾的信息，而直到今天，许多药物中仍含有大量坏糖。在某些情况下，一些医疗行业人士仍建议 2 型糖尿病患者可以每顿吃淀粉类碳水化合物，殊不知此举如同火上浇油，而不是用水灭火。另一方面，坏糖行业则把这些来自医疗界的错误建议作为销售坏糖的手段。

我们不仅要遏制情势紧迫的 2 型糖尿病全球大流行，还要力挽狂澜，让大多数糖瘾者戒掉坏糖。在此过程中，糖瘾者、医疗服务是无须承担任何代价的，而医药业、坏糖业将承担巨大代价。除此以外，广告业因为既得利益的关系，需要我们维持糖瘾，但即便他们良心发现，也不代表他们提供的信息就是可靠的，他们掌握的不过是些从别人那里打听到的消息，如同一个盲人给另一个盲人引路。

人必须听取一手的消息，而不是二手的建议。举个例子来说，假如你的车子出了问题，你会去寻求谁的帮助？是汽车制造商，还是酒馆里的酒保？汽车是人类发明史上超级复杂且引人注目的机器，汽车能够同时完成多种功能，一切全依仗引擎盖下的机器运转。

大多数人对于车的实际功能知之甚少，人们只关心车了能不能用。为了确保车子可以正常行驶，我们会将其定期交给专业人员进行保养。如果你不去寻求专业人员的帮助，而是找一些只会动嘴却毫无实际经验的人，他们给出的二手建议只会导致你的爱车引擎故障。

汽车是人类发明的代表，是值得我们引以为傲的东西。而人类的身体与汽车结构相比，其复杂和精密程度有过之而无不及。人体与汽车有许多相似之处：二者都由部件组成；都靠液体和空气维持运转；都需要保养。但如果说人体的精密程度像一台笔记本电脑，汽车充其量只是个老式打字机。

你的身体能够完美协调，同时完成多项功能，甚至你自己都没意识到这一切正在发生着。心脏为身体的各个角落输送重要物资；肺部呼吸空气；消化系统处理食物中的营养成分，并输送到所需的器官；免疫系统抵抗病毒，并修复伤口。

所有的功能同时运行，且多数功能都能保证顺利无阻，但由于这一切在你具有意识之前就已经发生了，所以你将其视为理所应当。年复一年，你不知道身体如何运转这些功能，你只需喂饱自己，照顾好身体。

不过，人体与汽车的不同之处在于，人类发明了汽车，也主导着汽车的运作方式。正因此，在所有保养汽车的信息来源中，汽车制造商的消息是最可靠的，参照他们给出的指南称得上明智之举。

但人体并不是人类发明创造的产物，人体比任何一台人造机器

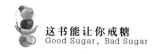

都更加复杂精密，也更加珍贵。所以，对于维持身体正常运转的方式，就更不能听从二手建议了。

也许你会说："世界上并不存在关于人类身体的制造手册。"然而事实上，我们是有一本这样的手册的，那就是**自然本能**。

无论你相信与否，自然本能是创造了人体的奇妙力量，同时也赋予了我们本能，让我们得以幸存，并早在现代医学、微波和营养学出现之前便成为统治地球般的存在。我们的祖先不必了解热量和维生素，就像你不必明白汽车引擎内部的工作原理就能开车上路，自然本能早已告诉人们该加什么"油"，避免何种东西。

还记得第二条指令告诉我们的吗——不迷信任何权威，而是遵循人类代代相传的饮食本能。人类作为智慧生物，遵循这条指令是很重要的，我们需要听从本能的声音，而非智能。

假设你准备在一场足球比赛中赌上所有身家，而你可以求助两个人给出建议：第一个是地球上号称最有智慧的人，他预测了一百场球赛，正确率为75%；另一个是不识字的乡巴佬，预测上百万场球赛，正确率为100%。你会相信谁？

由于我们不了解本能，还总是把本能当作碰运气，认为其不过是碰巧蒙对了而已。然而，本能的本质绝非碰运气，而是三百万年来反复试验的结果。本能让野生动物得以繁衍，食用无害的食物。

智能凌驾于本能，所以人类得以支配动物王国里的其他生物。但也因此，你可能会得出结论，认为智能是人类的指引之光。可是，智能起反作用的例子其实举不胜举，战争、污染、种族灭绝等惨剧，全是拜智能所赐。这些足以让人重新思考，并发现智能并非总是一种向善的力量。

医学界不断爆出重大发现，人们找到了减轻病情，甚至重塑人体各部分的巧妙方法，但与此同时，我们也更容易受到以前个存在的条件的影响。这不禁让人想起约翰·斯坦贝克的经典小说《人鼠之间》中天真的莱尼，他对同伴乔治把自己从水中救起而感激不尽，以至于忘记了一开始正是乔治把他推下水的。

现代医学有各种治疗方法，但往往让我们更加虚弱。一生当中，我们总将各种病痛视为正常现象，比如头痛、消化不良、便秘、腹泻……我们吃药，幸运的话病症会消失，可当病症复发时，我们也毫不奇怪，我们已经习惯了病症定期发作。

面对生活中的所有问题，我们都会揪出原因，然后一劳永逸地解决问题。屋顶漏水，你可以在漏水处放一个水桶接水，也可以去修缮屋顶。放一个水桶固然快速轻松，但谁愿意一辈子在家里放个水桶呢？

当你因为某个部位疼痛去看医生，医生给你开了一款止痛药，这就是在试图用放水桶的方式解决屋顶漏水。数据表明，在处于现代医学发展前沿的美国，半数人每个月都会服用处方药物。显然，现代医学根本没想让我们获得彻底治愈，你难道一辈子都要吃这些止痛药吗？

就拿普遍存在的消化不良来说，消化不良让人感到不适，恨不得立刻让病痛消失。然而，这种痛感是有原因的：它在提醒你身体出了问题。你有三种选择：第一，吃止痛药；第二，吃点东西缓解消化不良；第三，找到病症，解决问题。

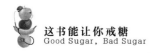

面对三个选项，你可能并不是非常确定自己会怎么做，那么让我们回到汽车油压警示灯的问题上来。设计警示灯的目的，就是为了让司机对异常做出反应，问题不解决，灯就不会熄灭。这时，你同样面对三种选择：第一，拔掉灯泡；第二，赶紧将油箱加满汽油；第三，找出汽车缺油的原因，并加以解决。

拔掉灯泡固然可以让烦人的警示灯熄灭，但是车也会就此熄火。为汽车加油似乎是个办法，但如果发动机油箱或者管道漏油，加油也只是一时之策；只有找出汽车缺油的原因，并加以解决，才是真正有效的方法。

而今，针对消化不良的问题时，医生们也总是采用同样的思路，并会给你提供前两种选择，治标不治本。尽管消化不良实则是由不良的饮食习惯导致，但越来越多的人一味寻求药物疗法，以至于身体自身的防御能力不断下降，伤害却一直存在。如果一直服用针对消化不良的药物，你猜结果会怎样？你会一直吃错食物。

服用药物不能解决问题，关键在于发现导致问题的食物，并有所改变。好消息是，我们已经知道了通常导致这类问题的罪魁祸首——成瘾型坏糖食物，而一旦将其从你的"最爱饮食"名单上剔除，你便不会再上瘾，戒糖也会变得轻松。想要实现这一点，我们先要学会辨别自然的警示标志。

消化不良、便秘、腹泻、头痛……这些症状都是自然本能中的警示标志。用"灵药"治疗上述病症、阻止大脑留意症状，无异于拔灯泡。恶心、咳嗽等症状也是疗法的一种——是大自然将胃部、肺部的异物吐出的一种方式，服用阻止上述症状的药物无异于阻碍身体治疗。

医生开的很多药会使病情恶化。安定、立眠宁等药物经常无法缓解病情，而是导致新的病情。人体为了建立免疫力，会对药中的毒素做出反应，而后，需要注入更大剂量的药物来克服身体的自然反应，直至药物没有任何作用。最后的结果就是，最初的问题没有得到根治，病人却对止痛药产生了依赖。

面对疾病，大自然赋予了我们免受疾病侵袭的方式——免疫系统，而药物则在摧毁免疫系统。野生动物很少死于疾病，就算死于疾病，通常也死于人类造成的污染。同时，野生动物被同类杀害的情况也很少。相比之下，只有聪明的人类才会总是死于疾病或同类的暴行。

当人类的智慧用来与自然对抗，人类开始了反向进化。

我们之前说过，人体是一台不可思议的机器，但同时也存在着会导致人类无尽痛苦的缺陷。

动物听从本能生活，得以避免了很多困扰人类的问题。我们也有听从本能而生的能力，但是智能是个拦路虎，这便是精密机器之缺陷。所谓成也于此，败也于此。

自然赋予我们统治其他动物的工具，我们却加以滥用。我们自认为人定胜天，于是当本能与智能相冲突时，即便种种证据都指向了本能，我们也更容易为智能进行合理的开脱。人们常常谈论分娩的奇迹，却忘了分娩的神奇之处恰在于生命的繁衍远远超出了我们的智能。

人类存在上述缺陷，并非人类自身出现了问题，只要我们能够

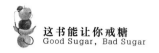

打开思路、认识到这些缺陷，以上问题也就谈不上问题。主导人体运转的是自然，而非人类，想知道保养身体的最佳方法，遵循自然本能的本能就是最好的选择。这也是我们需要铭记的第四条指令：

如果有人劝你违背自然本能，请无视他。

既然自然本能的权威已经树立，我们尽可以仔细研究指南给出的建议。你可以像动物王国里的其他动物一样，随心所欲地吃自己爱吃的食物，无论何时，都能自然、轻松地维持良好的健康。

本章小结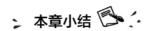

- 人体远比汽车等人造机械都要复杂。

- 人类能发明东西，但人类并不是自己的造物主。

- 主导人体运转的是自然本能。

- 相信智能而非本能，将给人类带来无尽痛苦。

- 不要听从违背自然本能的建议。

GOOD
SUGAR
BAD
SUGAR

第7章

我们是
如何忽视
自然本能的

尽管我们对二流食品会身不由己地产生兴趣，然而，
我们有能力改变自己对食物的依赖。

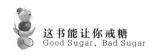
你可曾想过小孩为何在生日宴会后很快生病？宴会上堆满了薯条、比萨、蛋糕、饼干、甜点和含糖饮料，孩子们激动地大吃大喝，无法自已。如果你观察生日宴会上的孩子，会发现两点：

1. 面对如此多的含糖食物，孩子们不会自然而然地进行自我调节。

2. 有时在吃完食物后，孩子们丝毫不感到难受，甚至还把食物带回家。

上述两点，第一点证明了精制糖对身体毫无益处。精制糖不含人体所需的营养，因此无法满足人们的营养需求。孩子们有了饥饿感，却没有摄入营养，所以会一直吃到撑为止。

第二点印证了人体这一精密机器的神奇功能。身体发现毒素后会想方设法排毒，如果你曾经历过吐到再也吐不出来的时刻，你就知道身体在排毒时有多卖力。这种感觉令人不适，但它能救你一命。

但是，为什么并不是每次吃坏糖都会生病呢？这再次表明人体机器的神奇之处。虽然身体已经习惯我们经常吃的食物，但它的应变能力也非常强，这一点可比汽车强多了。往汽油发动机里加柴油，运气好的话它会重新启动，而糟糕的情况下，你需要支付高昂的修理费。但要是吃错了食物，你的身体会尽可能消除这种影响，甚至对毒素产生免疫力。

这便是人体神奇的特点，不过，我们不可将其视为理所当然的常态。身体适应毒素的能力并不是无限的，虽然外表上没有显示任何损害，但身体内部的损伤可能已经非常严重了。食品行业的大肆洗脑，加上身体强大的适应力，让我们误以为自己吃什么都可以，甚至对食物的摄入量都不再质疑。叮肥胖、糖尿病、心脏病和其他疾病的数据都表明，事实并不是我们想的那样。

身体对于不该吃的食物的适应能力，也是人类生存机制的一部分。虽然自然本能让我们品尝到最美味的食物，确保我们吃上最适合的食物，但如果上述食物无法获取且没有相应的应急措施，它将形成一个短暂的计划。意外事件让我们具备对二三流食物形成一定的适应能力，这样我们就能继续吃东西，在缺乏最爱的食物时避免挨饿。

我们的祖先也深知在物质匮乏的时代存储食物的重要性，他们是这个星球上最聪明的物种，想出了最巧妙的方法储存食物。但他们很快就会发现，剩下没吃的食物会变质。换句话说，食物被另一种生物——细菌吃掉了。

细菌和我们一样，也是自然本能中的一部分。它们只是碰巧喜欢上我们也喜欢的食物。因此，我们的祖先必须找到一种防止食物腐烂的方法，他们也确实想出了很多办法，比如烹饪、烟熏、腌制、冷冻、腌渍、装瓶、罐装和精炼，每一种方法都可有效阻止细菌食用食物。只不过，采用上述方法的同时也会带走食物的营养，而食物之所以为食物，大部分原因就在于营养。

面对两难选择，我们通常又是如何储存糖的呢？

糖是强力防腐剂。糖能排出食物中的水分，或与食物混合，使食物无法滋生细菌。它还能够排出细菌中的水分，防止细菌生长。

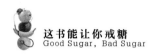

我们的祖先采取上述保存食物的方式，是一种必要的适应措施，是当喜爱的食物匮乏时保证生存的方式。长途航行中的水手也以此方式维持生命，不过由于缺乏营养，他们会患上佝偻病和坏血病等疾病，新鲜的水果因此成为海上航行的及时雨。

那时，人们对何为正确的食物并不困惑。然而，随着工业革命发展，人们从农村流入城镇，为每个人提供足够的新鲜食物变得愈发困难，因此人们对加工食品的需求激增。制造和销售加工食品顿时成了一笔大生意，一旦交易达成，所有人都开始听任商业的摆布。

如今，我们几乎完全依赖超市购物。我们把包装食物买回家放入冰箱，或者把干货放入橱柜，时间长达几个月甚至几年。别人告诉我们这些食物真正具有营养价值，我们也信以为真，觉得上述食物是我们赖以维生的东西。

我们能怪罪谁？自襁褓中起，这条食品链就一直在运作着，甚至我们的父母也参与其中。他们或许确实是爱我们的，但那有时也是致命的爱。

保证孩子的健康是父母必须担负的重要责任，遗憾的是，家长们总是听从不可靠的指导，他们经常鼓励孩子定期尝试一些危险食物——那些食物会触发身体的警示灯闪烁不停。某些情况下，孩子们不吃这些食物甚至会受到惩罚。同样，父母还鼓励孩子不管饿不饿，都要将盘子里的食物吃得一干二净。多数家长认为，把这些习惯灌输给孩子是他们的责任，而且他们相信，这些习惯能确保孩子茁壮健康成长，并能帮助孩子在成年后享受更加多样、有趣的饮食。

拒绝吃成人食品的孩子，会被贴上"挑食"的标签，尽管他们的所作所为都是对于自然本能本能的回应。如果只允许他们吃吸引本能的食物，他们对很多加工食品都会不再上瘾。一个明显的证据就是，当体重问题和饮食失调困扰我们之时，我们会在生活中尽量减少食用上述食品。

当孩子能够独立思考时，就已经对垃圾食品上瘾了，因此经常受到欺骗，做出错误的饮食决定。即便如此，和幼小的孩子在一起时，如果把一碗新鲜的水果放在一碗糖果旁边，通常是新鲜的水果最先被抢夺一空。读完这本书不仅可以帮助父母解决自己的饮食问题，还可以质疑从小就接受的洗脑观念，用自然赋予孩子的常识指导生活，确保自己的孩子在日后的生活中不会受苦。

当我们最喜欢的食物再次出现时，大自然本不打算让我们继续吃垃圾食品，但我们已经习惯于把对身体有害的食物视为最爱。

众口从来难调，你问问此刻屋子里的人们，问问他们对于肝酱的评价，想必一定有人觉得吃起来很恶心，有人觉得味道很好。

同一种食物，怎么会引起两极分化的评价？因为每个人都形成了自己的口味，习惯不同，口味也各不相同。

每个意大利人都会告诉你，没什么饭菜能比得上妈妈的味道。你不必非得是个意大利人才能同意上述观点，因为在我们成长的过程中，日后吃到的任何美味都很难比得上母亲（或父亲）做的饭菜。原因何在？

某些食物（如巧克力）比其他食物（如肝酱）更受欢迎，纯粹是因为大部分人更习惯于喜欢巧克力，而不是肝酱。每个人尝起来都觉得好吃的食物，就是自然本能指引我们吃的食物。

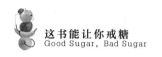
如果你认为，含糖食物也属于"好吃"范畴，这只是你适应后产生的幻觉。如果你认为这是食物固有性质造成的，又如何解释你的口味为何会在一生中不断变化？

小时候，我们兴高采烈地吃着果冻和冰激凌。在聚会上，这是一道特殊的款待，会在吃完三明治、薯条和比萨后压轴登场。当果冻和冰激凌端上来的时候，我们极度兴奋，要是此刻有人承诺让我们一辈子天天吃果冻和冰激凌，我们也会尖叫着赞同。

不过，要是给18岁的青年吃果冻和冰激凌，他们会觉得你很奇怪。到了这个年龄，他们早就不会将果冻和冰激凌当作特殊款待了。18岁的人已经开始接触更多成人的"毒药"，比如酒精、咖啡或更高级的甜点。如果给一个小孩子尝酒，他会对此厌恶不已，但通常到了18岁的时候，他就已经克服了这种反应。

孩子在喝酒时的呕吐反应，纯粹出于本能。对食物形成习惯口味，意味着我们会无视本能的警示灯。

你的感官检测到有毒物质，并触发身体做出抗拒毒物的反应。但你的身体是有适应能力的，要是一直服用毒物，身体会无视警示灯。

有种理论认为，如果你品尝任何食物达到了14次，就会形成口味。但实际上，你是在丧失味觉，身体是在对其形成免疫力，抑制了触发抗拒反应的感官。强迫你的身体去适应该食物，是在破坏身体自我保护的能力。

为什么人类如此聪明，却会对自己做这样的事？因为我们从感官上接收的本能信息，被那些声称行家的外部错误信息迷惑了。人们说，喝酒是成年人做的事，等我们到了18岁，最想做的莫过于被人当作成年人，于是我们将反感、恶心和宿醉阶段硬撑了过去，直到对喝酒上瘾。

同样，能吃各种各样的食物也会被视为长大的表现。孩子们对食物可能会挑三拣四，但对于成年人来说，这可不是令人欣赏的习惯。于是，我们强迫自己"品尝"小时候讨厌的各种东西，如牡蛎、臭芝士、啤酒、咖啡等。

倘若没有上述食品，并且我们也没有受到洗脑，我们本应可以过得非常幸福，也可以少吃很多坏糖。糖是食品行业让二三流食物更加美味的方式，它让我们对垃圾食品也习以为常。而想要从习惯中挣脱，需要我们记住第五条指令：

不要让现有的饮食习惯成为束缚。

你可能会想，既然接受了这么多年的洗脑观念，想获得自由就得需要付出巨大的努力。而且，既然我们已经无法识别自然本能，又怎么能发现真正美味的食物呢？

好消息是，正如你的身体有神奇的适应能力和自愈能力，你的自然本能虽然受阻，但是依然完好无损。只要你按照书中的指令去做，就能很快克服洗脑的影响，恢复本能。

倘若不消除洗脑观念，仅仅想依靠意志力解决糖瘾问题，不仅需要付出巨大的努力，而且很可能失败。但这并不意味着我们对糖瘾没有办法，正如你可以通过经常吃食物来"享受"它的味道，你也可以学习再次讨厌食物，并重新找到吃对身体有益食物的乐趣。

味觉可以很快形成，也可以很快丧失。无论我们决定吃什么，都可以在短时间内适应所吃的食物，所以，一切都取决于你如何决定自己想吃什么。

这就提出了一个非常重要的问题，也可能正是你想问的问题。到目前为止，你一直在遵循指令行事，对读到的一切不抱成见，然而敞开思路意味着对辩论双方都有所质疑。等你读完这本书，并且愿意相信我所说的内容，我希望你能够接受这些内容就是事情的真相。不过，我不希望你盲目相信上述内容，对双方都持怀疑态度吧，这才是获得真相的唯一方法！

你能判断出轻松疗法不是在洗脑吗？也许，轻松疗法就是在给你洗脑，让你相信到目前为止自诩最喜欢的食物其实口感糟糕，而对身体最有益的食物尝起来也会最棒？

倘若事实果然如此，试试轻松疗法又有何不可？要是这本书能让你只喜欢对身体有益的食物，那么也就达到了让饮食重归快乐的目的。不过，这不是轻松疗法的原理，下面我举另一个关于错觉的例子以证明上述观点。

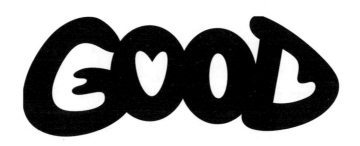

仔细观察这幅图。你认为它上面画了什么？如果你看不清，把

书拿远一点再看。你看到了什么？有些人一开始看到了"Good"，随后看到了"Evil"。有些人则相反，先看到"Evil"再看到了"Good"。顺序无关紧要，关键在于一旦把握事物的全貌，哪种方式都骗不到你。

食品行业的洗脑让你只相信一件事：坏糖能带来某种快乐或精神支撑。你知道吃糖很痛苦，但你同时更相信坏糖一定也有些好处。可是假如那些好处都是无稽之谈呢？回想一下海洛因成瘾者吧，让你越吃越多的理由，或许只是因为上瘾。

我并非通过洗脑来证明上述观点，而是通过去除让你蒙蔽双眼的错误信息来证明。我是在反洗脑！一旦你学会看破假象，也就不会再被它蒙骗了。

看破假象的方法并不难，只要展示无法否认的事实即可。比如，人们告诉我们肉里面的蛋白质能让我们长得又高又壮，奶制品中的钙能保证牙齿和骨骼健康发育，我们从小就对此信以为真。然而，地球上的陆地哺乳动物形态各不相同、体态大小不一，有些动物吃肉，有些不吃，我们也不过是其中之一。所有陆地哺乳动物中体型最大的是大象，所以，它必须摄入蛋白质和钙才能长到那样的大小、长出漂亮的象牙，是吗？显然不是，大象不吃肉，也不吃奶制品。

其实，我们无须食用肉类或奶制品，从自然本能设计的最爱的食物中，我们就能获得身体所需的全部蛋白质、钙和其他营养物质。听到这样的事实，你是不是已经开始质疑自己对于营养的所有认识了？

我并不打算建议你成为素食主义者，不吃乳制品——虽然这样做可能会更加健康，但我们的目标在于让你摆脱坏糖瘾，而乳制品

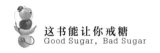

的例子不过是让你重温一下自然本能。

想想那些四肢强壮、肌肉发达、体魄健壮、速度敏捷的动物——狮子、老虎、美洲豹、猎豹、公牛、狼、熊、犀牛等，它们都有一个共同点：婴儿期过后既不喝奶，也不吃糖。

要是喂这些王者般的野兽一碗意大利面、一盘比萨，或是炸土豆、糖果和巧克力，它们的外貌和行为会如何变化？这些食物会让它们强壮吗？还是会令其速度变慢、体弱多病？

你肯定觉得，给那些至高无上的动物投喂以上食物特别可笑，可是你却可能一辈子在用这些食物损害强健的身体，这又是不是可笑呢？你辛苦抚养孩子长大，却让他们认为这些食物无比珍贵、令人向往，这是多么荒谬啊。不过，不必过分自责，你只是走错了方向，仅此而已。回头走出被隐蔽的峡谷，这才是明智之举。

我们真正所爱食物的味道，并不是后天形成的，从我们第一次尝试食物时就很享受它的味道了，而且那味道一直很棒。但是，自婴儿时期我们就开始上瘾，加之受到大环境多年错误信息的影响，导致我们吃真正喜爱的食物的本能逐渐式微。我们的脑子里充斥着大量令人困惑的信息，于是不再遵循自然本能。

我们习惯于将所有从旧到新的转变视为进步，但过去几百年来，人类饮食习惯的改变并非进步，而是倒退。直到现在，全世界开始意识到坏糖造成的损害，人们才开始认识到这一事实。几个世纪以来，我们接受了食品工业的说辞，并将加工产品归属于人类进步的一部分，现在，我们知道事实并非如此。是时候回归自然本能了——这才是真正的进步。

当你刚开始阅读这本书时，或许觉得随心所欲地吃自己最爱的食物且能不含坏糖，这是令人难以置信的。而就像前文中提到的Good/Evil 错觉一样，你现在应该相信这叫能会成为现实。事实上，这不仅是可能，还是自然而然的事情。这正是动物王国中 99.9% 的动物一直在做的事情。

要是你依然不确定，可以再次阅读本章，打消对于最喜爱食物的成见，并且敞开心扉接受以下的这种可能性：到目前为止，你相信的一切事情几乎都是假象。

醒悟是充满喜悦的，这是解除洗脑的开始。本书旨在帮助你享受食物并感到快乐，绝不是让你产生丧失感。你没有放弃任何东西，只会获得巨大的收获，继续遵循指令吧，从洗脑中逃跑的过程会轻松无比。

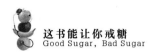
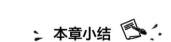

本章小结

• 你的身体生来排斥毒物，但是非要服用毒物时，身体也可以耐毒。

• 我们开始喜欢上二流食物，这是大自然确保我们在最爱食物稀缺之时得以生存的方式。

• 后天形成的口味，其实是味觉的丧失，我们可以轻松"丧失"口味。

• 社会习惯迫使我们对毒药产生兴趣。

• 要让自己摆脱现在的口味和饮食习惯的束缚。

• 一旦把握事物的全貌，哪一种方式都骗不到你。

• 你没有放弃任何东西。

第8章

饥饿
与
饱腹

饮食和代谢之间的平衡，对于身体至关重要。身体系统中摄入过多坏糖，让你总是很难维持平衡。

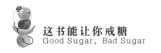
人类另一个独一无二的特点是：会通过体重判断身体的健康状况。如果我们感觉身体不适，就会看着镜子里的自己念叨："必须减肥了。"于是，减肥成了我们健身的主要动力。我们决定减掉几磅，然后开始节食、锻炼，或二者兼有之，希望实现减肥的目标。

你可能会反驳道："难道不对吗？体重是唯一能够肉眼可见、证明身体变得健康的证据。"事实真是如此吗？当你暴饮暴食后，是体重秤上的数字令你痛苦，还是样貌和感觉让你痛苦？你怎么知道理想的体重应该是多少？这个数字从来没有标准答案。

在轻松疗法诊所，我们很喜欢做这样一个练习，每次人们都会给出有趣的反应。拿地球上跑得最快的人举例——过去几年，牙买加杰出的短跑运动员尤塞恩·博尔特一直是跑得最快的人。但你觉得他有多重？人们猜测的数字相差多达 50 磅（约合 23 千克）。

人们要求揭晓答案时，我们只能耸耸肩说不知道。为什么我们需要知道体重呢？你只需要看一眼博尔特就能知道他身体状况良好。如果你也处于相似的情况，你会在乎自己的体重吗？

当你的体重达到了自己期望的数字，并不是体重秤告诉你的，而是眼睛和肺。当你喜欢上镜中的自己，并且在进行日常活动后不再喘不上气的时候，你就知道自己已经达到了理想体重。你不需要体重秤来确认事实，你能感觉得到，而且这种感觉非常好。

不要让你的体重秤告诉你什么时候快乐，如果你给自己设定了一个目标体重，那就是本末倒置，给自己增加障碍。人们对博尔特的体重估值都能相差 50 磅，谁又会知道自己的目标体重该是多少。很多人在降到目标体重之前就已经达到了自己满意的状态，如果再继续减肥，也根本不会让自己更快乐。

本书旨在让你摆脱对坏糖的依赖，这才是最为重要的。而摆脱坏糖的绝佳福利在于你会变得更健康、更易减重，成为自己想要的样子。这就需要你懂得运用第六条指令：

不要给自己设定目标体重，体重无法代表健康状况。

想要进一步解释清楚这条指令，我们需要先搞清楚人为什么会发胖。这似乎是个简单的问题，但也是我们经常恼怒自责的一个问题。你尝试过节食和锻炼，可体重却一直在增加。到底是哪里出错了？

简单说，要是吃进去的比排出去的多，体重就会增加。

一些人试图用腺体问题或新陈代谢缓慢来安慰自己，但实际上，上述问题确实可能影响摄入和代谢，但却改变不了一个基本事实：要是摄入量超过废物燃烧或散发的能量，体重就会增加。

因此，这个等式包含两个重要元素：摄入量和输出量。为了让等式平衡，你可以调整其中一边，或同时调整两边。

有两种减肥方式几乎人尽皆知：节食和锻炼。你肯定尝试过其中一种，也可能两种都试过，既然如此，你为什么又要来读这本书呢？显然，上述两种方法都不适合你，因为这两种方法都没有把握住问题的实质。

人们通常认为，缺乏锻炼是造成超重的主要原因。通常认为肥胖的人是懒惰的，而运动员、舞蹈家和其他从事剧烈运动的人给人的印象总是"体重问题不是个事儿"。但是，这仅仅因为他们控制住

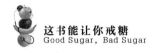
了体重，却并不能说明他们没有像你一样渴望垃圾食品。

发达国家沉迷于运动，大多数运动都是在划船机、跑步机、健身自行车、多功能健身器和其他运动设备上进行的，但是肥胖依然流行。那些声称特殊锻炼对减肥至关重要的说法不过是障眼法，是给我们继续吃垃圾食品的借口。

你在锻炼时会发生什么？是的，你消耗了更多的热量，但同时也变得更加饥饿，所以吃得更多。你觉得自己很卖力，于是给自己奖励——大吃特吃垃圾食品。最后，真正唯一获得的"奖励"却是持续的体重问题。

倘若良好的身体状况取决于剧烈运动，那么又胖又懒的猫怎么解释？有些猫确实被主人喂得太多，但绝大部分的猫都能跳到六英尺（约合2米）高的栅栏上，沿着栅栏走且不会失去平衡。要知道这些猫大部分时间都在睡觉！想想野生的大型猫科动物，你可曾见过哪只身材走了样？它们并没有每天花上几小时保持身材，而是将能量消耗在了所需之处——捕猎、逃跑，然后大部分时间躺在地上。

它们是怎么做到的？它们只是确保自己的摄入量与输出量相平衡。

我并不是说积极的生活方式不好。通过运动追求快乐是美妙的，打一场高尔夫球或网球，沿着美丽的风景畅游，来一次让人精神焕发地散步，以上这些都是有益的。如果你能从跑步机上得到真正的乐趣，那就去做吧，但如果是为了减肥而勉强锻炼，就像开车只是为了给油箱耗油一般徒劳。

在摄入量与输出量的等式中，其中一边是摄入量，所以在很多人看来，如果运动不能减肥，那么答案就必须归结为减少饮食量。但是且慢，我们不是一直都说节食是行不通的吗？没错，因为节食需要你做出牺牲，而牺牲又需要意志力。你可以下定决心让自己坚持一段时间节食，但是等你达到目标体重后，丧失感却很可能一直消散不去。一旦体重秤上的数字达到了预期，你的意志力就会马上妥协，恢复了以前的饮食方式，而体重反弹之快，足以令人心碎。

节食不起作用，锻炼也不奏效，那正确答案又该是什么呢？现在，我们距离正确答案还差三分之一的路程。控制摄入量是实现并维持理想体重的唯一方法，但节食并非正确之举，经历痛苦和丧失感是没有意义的，只要确保它是正确的食物，你可以想吃多少就吃多少！这并不是为了避免摄入热量，而是为了避免摄入空热量。

让我们看看另一个看似简单的问题：人为什么要吃饭？

答案同样可以很简单："为了活着。"但这是你吃饭的真正原因吗？每次你坐下来吃饭时，是否想着"我必须吃饭，否则就会饿死"？

我们总说"我饿了"或者"我饿死了"，可是我们并不知道饥饿是什么感觉。甚至当我们坐下来吃饭时，我们都未曾想过吃饭的原因，如果这时别人问起，我们会说："我每天都是这个时候吃饭的。"

日常习惯是决定我们吃饭时间和方式的重要因素。当然还有其他因素，比如自我奖励或感觉舒适等，正餐间隙的零食是日常生活的一部分，也可以是你小小的自我奖励。

有时，我们吃东西是为了从单调的事情上转移注意力。当你坐在办公桌前，正在完成一项烦琐的工作，你发现处理的时间比你预期的要长，你渐渐不耐烦，并且对自己的能力也有了些质疑。你想

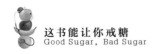

放松放松，于是，你伸手去拿饼干、糖果或巧克力棒。

同样，烟民也会出于同样的原因去拿香烟，他们相信香烟会减轻压力。不过，很快你就得回去工作了，问题仍然存在，食物和香烟都解决不了问题。所以面对现实吧，认为吃东西能缓解压力的想法是荒谬的。

无聊、舒适、奖励、日常惯例都可能成为我们吃东西的原因，但这些却并不是大自然确保我们摄入适当营养的真正原因。

当我们按照自然的意愿进食时，不仅能避免被饿死，还能让我们健康茁壮地长大。它为我们提供了活力和创造力的能量，就如同给车加油，给了你驰骋的动力。油表告急，是给汽车加油的原因，而且这对我们来说很容易理解，因为汽车是人类发明的，汽车的工作原理没什么好困惑的。

我们的身体就是大自然赋予的非常精密的燃油表，它不仅告诉我们何时加满，而且会迫使身体加满。这个燃油表是我们吃饭的真正原因，它的名字叫作"饥饿"。

吃不仅仅为了生存，所有人也都能从中享受快乐。大自然让我们感到饥饿，也是确保我们可以获得这种快乐。

你知道真正的饥饿是什么感觉吗？你很可能会回答"知道"，但很多人一辈子都没有经历过真正的饥饿，因为我们很幸运，生活在食物富足的地区，大部分时间里可以轻松获取食物，而不必担心下一顿饭、下一次零食吃什么。

而那些饱受饥荒的可怜人无疑是痛苦的，我在电视里看到他们，会对他们报以同情，同时庆幸自己没有成为那些人。饥饿让我们联想到灾难，但是饥饿和挨饿是有区别的。饥饿是一笔惊人的财富，是人体的天然机能，不仅能让人维持旺盛的精力，还能增加吃的乐趣。

体内营养物质减少，从而会引起饥饿。饥饿并不痛苦，也并非令人不适，只有当你知道自己无法改变饥饿感时，才会感到不快。无法改变的原因可能有两个：一、你无法获得食物，你正处于真正挨饿的境地；二、你在节食，拒绝进食。

当你知道即将享用美味而营养的食物来赶跑饥饿感时，很容易就会放松下来，享受几小时的放松状态，不会感到不舒服。

同时，饥饿与味道直接挂钩：人越饿，食物显得越好吃。这就是为什么当我们最喜欢的食物缺失时，大自然会让我们去适应二流和三流食物。如果你觉得明星们在澳大利亚丛林中吃木蠹蛾幼虫的景象令人厌恶，不妨也试试几天不吃东西，很快你就会把幼虫视为美味佳肴。

同理，在不饿的时候吃东西，食物的味道会变得平平无奇，甚至令人不满。如果你吃饭只是为了能尝到某种味道，你就会一直吃下去，希望尝到那种味道，就像希望获得永远得不到的回报一样。

如果这些食物从一开始就无法提供任何营养，那么你就一直在追求一个无望的目标。吃得越多，从食物中得到的满足感就越低。

人体是一台不可思议的机器，复杂精密，复原力又极强，有适应和康复的能力。哪怕对身体进行种种虐待，它的基本功能仍在继续发挥作用。于是，无论我们吃了多少垃圾食品，饥饿感照旧存在，以此催促我们去吃大自然设计的食物。

饥饿，是营养水平处于低位时的信号，只有将体内营养恢复到

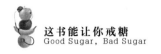

令人满意的水平时，饥饿才会消失。但假如你吃的食物中没有这些重要的营养物质，饥饿感就得不到满足。这就是为什么你可以连续几小时吃薯片却不觉得饱，因为你的营养槽还是空的！

顺便说一句，假如你认为薯片是咸的不是甜的，因此不属于糖瘾问题，这肯定是错误的。土豆的淀粉中含糖，调味料中也能发现糖的踪迹。

早在我们的祖先学会保存食物之前，自然本能就让他们从自然状态下味道良好的食物中获取所需的营养，而无须采取烹饪或其他干预手段。

如今，这些食物吃起来依然美味无比，它们是：

· 水果

· 蔬菜

· 坚果和种子

这些食物含有我们生存所需的全部营养物质。它们是最容易消化的食物，一旦营养物质被提取，只会留下较少的废物，因此在消化过程中既不会消耗太多能量，也不会留下多余的脂肪。更重要的是，它们会快速、彻底满足你的饥饿感，这样一来，你就不必强迫自己吃得过饱。

水果、蔬菜、坚果和种子，这些都是自然本能为我们设计的食物，是我们最喜欢吃的食物，但并不是唯一的食物。那些自然让我们得以适应的次要食物，也可以为我们提供所需的营养，但效率较低。

例如，肉可以提供蛋白质，但消化时间更长，残留的废物更多。消化肉类所需的能量让我们变得懒洋洋，这就是为什么猫和其他食肉动物花这么长时间睡觉的原因。

那么坏糖又处于什么位置呢？答案很简单，它几乎从我们的营养食谱上消失了。空碳水无法提供身体所需的营养，因此永远也不能填补饥饿感，身体燃油表会继续显示缺失信号，我们永远也不知道应该何时停止进食。更糟糕的是，血糖的上升和下降会产生一种类似饥饿的空虚感，那是一种不真实的饥饿感，让你去吃不需要的食物。

下一章中，我们将详细讲述饥饿问题。而现在，我们要学会遵循第七条指令进行操作：

将饥饿视为唯一的进食信号。

只要吃下的食物含有坏糖，摄入量和输出量就永远无法达到平衡，你将永远无法实现自己渴望的健康水平和体形。而解决办法很简单：尽量杜绝坏糖。

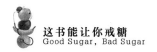
本章小结

- 不要参考任何预先设定的目标体重。

- 体重增加是因为能量的摄入量大于输出量。

- 通过锻炼而实现减肥，如同为了耗油而开车。

- 节食不是减少摄入量的方法。

- 饥饿感越能获得满足，消耗量就越少。

- 保持正确的摄入量，体重和输出量问题自会解决。

- 吃不包含精制糖、加工和淀粉类碳水化合物。

- 将饥饿视为唯一的进食信号。

第9章

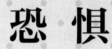

恐　惧

所有的瘾君子都是被恐惧摧毁的，而恐惧完全是假象。

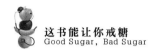
现在，你已经了解了坏糖的真相，明白了坏糖对人体的影响；你已经想到了随着时间流逝，精制糖、加工和淀粉类碳水在人们的饮食中无处不在，肥胖人群和糖尿病患者大幅增加；你已经发现了坏糖并没那么好吃，也没什么营养价值，而且，戒掉坏糖是件轻松的事。

综上，你应该已经领略到了戒糖中十分重要的一件事，那就是：戒糖真的很轻松！

数百万人由于长久接受洗脑观念的影响，认为坏糖能给自己带来某种快乐或精神寄托，进而觉得戒掉坏糖并不是件轻松的事。

记得几年前有一则奶油蛋糕的广告，广告词是："不守规矩，不过感觉不错。"这则广告非常聪明，深知人人都想放肆一把，于是将不守规矩和有趣、个性、激情挂钩。不过，就吃奶油蛋糕这件事来说，"不守规矩"只意味着一件事：蛋糕对你有害。

我们知道这些食物对身体有害，但我们总是被其吸引，似乎这些东西能让生活更有乐趣——人群、消遣、食物、饮料——难道不是如此吗？广告正是利用了人们的这种心理。我们都想活得有趣，我们都害怕单调乏味，要是感到心情激动，那就吃上一口奶油蛋糕吧！

倘若广告商用一个语气比"不守规矩"更强烈的词，其实倒是更符合实际。让你患上糖尿病的蛋糕远远不止"不守规矩"，分明邪恶十足。要是把广告词改成"邪恶无比，但感觉不错"，会阻止人们吃奶油蛋糕吗？也许不会，因为洗脑观念仍存在于脑海之中。烟民在每包烟上都能看到"吸烟有害健康"的字样，但这不足以让他们戒烟。更有可能的是，这行字加深了他们的想法，即香烟肯定给人以快乐或精神支撑。"我知道抽烟致命，可我还是如此上瘾，抽烟肯定能给我某些好处。"

虽然我们知道坏糖会对身体带来灾难性的影响，我们还是为自己吃糖寻找出各种借口。为什么呢？正如我们害怕坏糖伤害自己的身体，我们也害怕失去坏糖的生活。

之前我们说过，瘾君子一直处于拉锯战中，他们的话常常自相矛盾。"吸毒让我痛苦，但也是我生活的乐趣所在。"同样，对于坏糖上瘾的人也在拉锯，拉锯战的一边是人们担心坏糖对身体造成的危害，而另一边是洗脑观念引发的恐惧：没有坏糖我该怎么办？我将痛苦不堪！

恐惧反应源于本能和智慧。本能提示危险，促使我们斗争或躲避，让我们警惕潜在的危机，这种本能对于生存来说至关重要。然而，令人恐惧的东西既可能真实存在，也可能存在于幻想之中。人类的智慧让我们了解潜在的危险以及规避危险的方式，以至于我们对没有证据的危险会格外恐惧。

打个比方，人们对失业的恐惧是理智的，因为已经了解到失业的种种后果，比如变得贫穷、被迫变卖财产、牺牲目前享有的快乐和舒适，于是你想方设法保住工作，让自己成为不可或缺之人，即便没有失业的危险时也是如此。

在这个例子中，智慧帮了你大忙。但要是你的恐惧是基于错误的信息呢？比方说你读到一篇杂志，上面说水果致癌，也许你真的就此不吃水果了，还会担心之前吃的水果对你造成影响。虽然目前

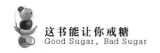
还没人声称水果致癌，但却反映出了我们是如何被危言耸听的言论影响的。有些言论基于合理的证据，有些则纯粹是胡说八道。作为消费者，我们不知道该相信什么，很可能会把宝贵的时间浪费在担忧并不存在的事情上，对于真正的危险却置之不理。

恐惧是瘾的基础。即使所有的逻辑都在告诉我们戒瘾是件轻松的事，恐惧却让戒瘾看起来无比困难。恐惧是一场精妙的骗局，将我们困于陷阱，它的狡猾之处在于本末倒置。不吃糖的时候，你感到空虚、不安；吃糖之后情绪稍微得到提振，不安情绪得到部分缓解，大脑误以为含糖食物给了你快乐或精神寄托。事实上，坏糖才是产生恐惧的原因，糖吃得越多，你陷得越深，越需要精神寄托。

这就是瘾君子们永远无法取得胜利的原因。吃坏糖的时候，你希望自己不再吃糖，而当吃不到坏糖的时候，坏糖又显得无比珍贵。那些快乐或精神寄托并不存在，它们来自我们自以为是的假设，而且，我们还一直为这些并不存在的假设闷闷不乐。

糖控制着你生活中的方方面面：日常行为、对未来的希望、世界观、痛苦。虽然你的身体并没有被囚禁，但糖所构筑的牢房会囚禁你的思想。只要你还受坏糖的控制，你就会体验到罪犯入狱一样的心理状态。

如果你曾尝试过戒掉坏糖或任何瘾，但最终以失败告终了，你会比以往陷得更深。如同电影里把囚犯关进牢房，他做的第一件事便是冲向门口转动门把手，当然，他一定会失败。而且，这个举动还恰好证明了他的处境：自己真的被囚禁了。

尝试戒瘾并以失败告终，会对瘾君子产生相同的影响。当困于牢房的意识不断深化，人们更觉无处可逃。这是一种毁灭性的体验，于是很多人得出结论：要想不经历失败的痛苦，最好的方式就是一开始就不要尝试。瘾君子偏执的想法说明：只要从未尝试逃离陷阱，就一直对逃离抱有希望，只有当你真正尝试逃离，逃离才变得不可能。

显而易见，上述想法是存在很大问题的，只不过，数百万的聪明人依然在用这种方式欺骗自己。他们宁愿继续忍受瘾的痛苦，也不愿意冒失败的风险。他们没有意识到，那些在监狱大门处碰壁的人，其实只是用错了逃离方法。

只要合理开导，对失败的恐惧完全可以转化为能量。恐惧，是起跑器上参赛者的忐忑，是幕布一侧演员的等待，是考场之内学生的不安。对失败的恐惧，也是一种温柔地提醒，提醒你仔细准备，牢记排练和训练中学到的东西，保证平稳发挥。

害怕戒瘾失败毫无逻辑可言，因为你所害怕的事情早已发生，你早就成了瘾的奴隶。坏糖破坏生活，令你痛苦，你却依然强迫自己吃坏糖。而只要这一切还在重复，你就总会有失败感。

瘾君子害怕失败是因为错觉，他们认为尝试戒瘾并失败会令自己更加痛苦。其实，就算失败了也不会损失什么，只要不尝试，你永远都会困在陷阱里。

换言之：**如果你屈服于对失败的恐惧，你就注定要忍受自己害怕的事情。**

然而，害怕失败并不是将瘾君子困于陷阱的唯一原因，还有另一个看起来截然相反的理由：害怕成功。

长期服刑的罪犯在出狱后，通常会再次犯罪。这一现象令人沮丧，

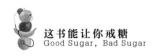

但究其原因，他们并不是没有反思错误或无法控制自我，而是他们想回到牢里。监狱外的生活让他们感到陌生又害怕，监狱反而能给人以安全感。这个魔鬼他们心里都很清楚。

瘾君子也在忍受着相同的恐惧，没有"精神寄托"的生活，就像重刑犯被释放出狱。他们害怕自己不能享受、应对生活，害怕自己经历自由的痛苦，害怕过上"牺牲"和"丧失"的生活。

也许你以为没有坏糖的生活注定无聊乏味，所以，你哪怕清楚地知道是糖瘾造成了痛苦，但还是把瘾当作自我的一部分。

也许你觉得坏糖是有魅力的，比如巧克力会让你个性十足、闪亮惹人爱。但真相是，倘若你的朋友真的因为你的瘾而喜爱你，那只能出于一个理由：你的瘾让他们感觉良好。

瘾君子都偏爱其他的瘾君子，这便是他们愿意抱团的原因。他们聚在一起并不是因为彼此有趣，而是彼此的威胁性小。当一个瘾君子和另一个瘾君子在一起时，他的瘾就感觉没那么蠢了。

你想被人以这样的理由喜爱吗？相比之下，你希望做一个陪衬别人的傻瓜吗？还是希望大家因你健康、快乐的性格而爱你？

相信此刻，你已经确定了自己的选择，那么，我们又该如何赢得这场拉锯战呢？

记住瘾的原理：因为戒掉坏糖而引发出的恐慌感，恰恰是坏糖造成的，是坏糖让你没法放松。一旦戒掉坏糖，你从此也就不会再受其困扰。对你来说，这场关于恐惧的拉锯战看似艰难无比，实际上是很容易获胜的，因为让你在拉锯中左也恐惧、右也恐惧的东西，其实只有一个——坏糖。戒掉坏糖，恐惧就会随之消失。

　　我们的方法依托于简洁清晰的逻辑，而不是骗人的把戏和花招。说实话，我很希望自己能懂得加速时光流转的魔法，这样你就能马上体会到戒糖的感觉有多棒了。你将感到快乐而非恐惧，乐观而非绝望，自信而非自我怀疑，活力而非冷漠。随着心理的转变，你生理上的健康程度也会得到改善，你将获得新的能量，得到真正的放松。

　　也有些人用其他办法戒糖，并且成功坚持了数周甚至数月没有糖的生活，但他们表示自己依然想念坏糖。我们的方法有所不同，你不必做出牺牲，也不必放弃任何东西，并且，你不会怀念坏糖。我们所做的一切，都旨在去除令你痛苦的东西，代之以真正令你快乐的东西。

　　请记住：戒糖，没什么好害怕的。你在用对饮食部分控制的方式，来换取完全的控制——没有选择，就没有选择的自由。

　　如果你内心的某个地方认为坏糖是你的朋友、陪伴和支撑，是你需要提神的时候始终可以依赖的东西，要明白这不过是错觉罢了。坏糖根本就不是朋友，它是最坏的敌人，不仅没有支持你，还让你在痛苦中越陷越深。你出于本能知道了这一点之后，还请打开思路，继续遵循你的本能。

　　想想摆脱坏糖后你会得到的东西，试着想象一下那时的感觉，之前每次在吃蛋糕、饼干、巧克力棒、比萨、意大利面时那种短暂、虚幻的激励，正是你自由之后能长久拥有的感觉。瘾的讽刺之处在于，瘾君子们一直都在寻求不上瘾的感觉，而唯一的方法就是不做瘾君子。

　　虚幻的激励能持续多久？或许还没有吃一份垃圾食品的时间长，

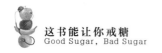
甚至，你还没吃完就已经开始内疚、懊悔、惭愧、胃胀并且身材走样了。不如从此远离这些可怕的感觉，让自己在每一顿饭后都能感到美妙、健康和开心。

海洛因成瘾者在犯毒瘾时会很痛苦，但你定然不会建议他们继续往血管里注射海洛因，因为你知道，这一次注射毒品带来的"高潮"，不过是缓解了上一次毒品离开身体后引发的糟糕欲望，而阻止欲望不断产生的唯一方法，就是停止吸毒。

或许你认为，自己的问题远没有海洛因成瘾那么严重。那是因为你迄今为止获取的关于海洛因的消息里，海洛因的形象都是消极的（除了某些不负责任的电影），而由于洗脑的因素，你却认为坏糖是积极的。其实，海洛因和坏糖对你都没有好处，都会摧毁你的健康和自尊，奴役你，让你痛苦。

瘾君子们都困在同一个陷阱。你的处境便是海洛因成瘾者的处境，对你而言唯一合乎逻辑的建议就是：立刻戒掉坏糖！

这条建议是如此简单，如果你意识不到简单之处，是因为你已经深受洗脑影响，害怕开始这场拉锯战。而你一旦确定自己不用放弃任何东西，也不会丧失什么，戒糖就会十分轻松！

"坏糖"成瘾者杰克在运用亚伦·卡尔的轻松疗法获得自由后，这样说道：

我胖了几乎一辈子，从记事起我就挺胖的。我喜欢踢足球，不过由于体重超重，身体很难跟得上这项运动。

翻看小时候的照片，我其实还没胖得太夸张，最多算得上圆乎乎的。青春期和青年时期也是如此，虽然有些胖，但是没胖到那种程度。

我的最爱一直是比萨、三明治、意大利面、各式各样的土豆（炸土豆、烤土豆、土豆泥，当然还有薯条）。我从未吃过大量甜食，但是加工和淀粉类碳水几乎构成了我饮食的全部。别误会，我不是对糖有多节制，要是我面前有甜食的话，我能吃掉一整包饼干、巧克力棒还有冰激凌，能吃多少就吃多少。

年过而立，渐入不惑，我的体重越来越重，对于自己的样貌，我感到十分羞愧和难为情。但当我看清自我并厌恶自我后，我很快就接受了自己的样子，这真是难以置信。我尽可能地不照相，甚至发誓永不照相！面对孩子我窘迫不已，可以想象他们的朋友看到他们有个这么胖的父亲该作何反应。我的照片只有寥寥几张，现在，当我看到照片上的那个男人时，会感到深切的悲哀和一种奇怪的超然，我对他报之以同情和遗憾，同时一种深深的解脱感涌上心头，因为我已经摆脱了他。

我是怎么做到的呢？关键就是我意识到了自己对坏糖上瘾。戒糖的 14 个月中，我减掉了 70 多磅（约合 32 千克），不仅我自己惊讶不已，连我的妻子、孩子、父母和朋友都惊得合不拢嘴。事实上，减肥并不难，过程轻松有趣，甚至有些好笑。

我曾经以为，不吃薯条、意大利面、米饭、面条和面包的日子会无法想象，然而在几乎不吃上述食品期间，我连一点吃的欲望也没有。自此以后，本能控制了我的饮食。

往事如昨，我不禁回忆起改变我人生的那一天。定期体检时，

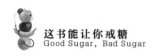

医生告诉我一个坏消息："很抱歉，你的血糖非常高，需要立刻接受治疗。"我的脸好像被人狠狠揍了一拳，之后，医生更是谈到未来可能引发的器官衰竭、截肢、视力衰退等情况。我羞于承认自己从不知道体重增加会影响上述器官，我甚至不知道超重让我几乎成为2型糖尿病患者。

医生给了我厚厚一沓关于健康饮食和药物治疗的方子，我走出医生办公室，心情久久不能平静。

但是，我很快想起一件事。一年前我从报纸上读到了一篇文章，里面讲述了一位2型糖尿病患者由于工作关系前往美国，他首次咨询美国医生，并告诉医生他在英国时参加的饮食项目，美国医生听后，将其描述为"自杀性"项目。我也不知道自己为什么想起了这则新闻，或许是它引起了我的共鸣，因为那位2型糖尿病患者每顿必吃加工食品和淀粉类碳水，这令美国医生难以置信。在内心深处，我怀疑自己的体重问题是由我现在认为的坏糖上瘾所引起的。

医生告诉我，糖化血红蛋白（HbA1c）空腹血液测试显示我的指标非常高，HbA1c测试会显示过去2～3个月内的血糖水平，通过测量人体中红细胞携带的葡萄糖含量来测量血糖。医生又给我测试了一遍核对结果，检测结果毋庸置疑。

我觉得某个地方不大对劲儿，虽然不知道为什么，但我内心深处总觉得这样不太对。于是，我做了个决定。

从那以后，除了早晨吃一小片全麦面包外，我不吃任何形态的土豆、意大利面、精制糖（如甜品、糖果、糕点）、果汁。

运用亚伦·卡尔的轻松疗法，我成功戒掉了烟，运用同样的思路戒糖，对我来说再简单不过。

我开始吃大量新鲜、健康的食物，吃蔬果和适量的肉。我没有完全戒掉乳制品，只是确保不喝加糖的牛奶，偶尔吃点芝士（除了捣碎一点羊奶干酪掺在沙拉里）。

在这个过程中，我从不感到饥饿，并且非常享受食物。头一两个月，我甚至不喝酒，想看看不喝酒能否让身体变得更好。

尝试全新饮食的两天后，我买了一个检测血糖指标的血糖仪。第一次测量时，指标在正常区间——正常！第二次测量结果依然正常。接下来的日子里，每次指标都非常正常。我激动不已、满怀希望。几周后，我的体重开始下降了，多数情况下一周只掉个一两磅（1磅约合0.45千克），但体重稳定下降，且十分轻松。

我又去看了医生，告诉她自己在测量血糖，而且指标显示正常。她对我的说法不屑一顾，还有些咄咄逼人，告诉我 HbA1c 的测试结果才能说明一切，并决定让我开始接受糖尿病的药物治疗。鉴于 HbA1c 测试结果有效期为 2～3 个月，她会在 3 个月内再次对我进行测试，而我也在继续自我检测，结果依然正常。某个周五的晚上，我还喝了一两瓶啤酒，指标仍然在正常范围。

第二次做 HbA1c 测试时，我已经减掉了 20 磅（约合 9 千克），腰围瘦了 3 英寸（约合 7.6 厘米）。我不得不去买新的裤子。

医生对我 HbA1c 的测试结果指标正常感到十分惊讶。不过，她还是建议我接受药物治疗，并且为我预约了一位营养学家。当我去看营养学家时，我已减掉了 40 磅（约合 18 千克），在皮带上又打了三个孔——腰围瘦了超过 5 英寸（约合 12.5 厘米）。我自我感觉良

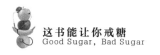

好，每次检测指标都显示正常。奇怪的是，营养学家认为我的饮食"不可取"，建议我每天喝一杯橙汁（橙汁堪比糖弹），每顿吃三分之一盘的淀粉类碳水。我无法相信，这位营养学家竟然建议我吃几乎致命的食物。我把体重下降的事告诉了她，给她看皮带上原有的孔，告诉她我会定期到当地的鞋匠那里多打几个新孔，但她都不为所动，坚持认为自己的建议非常合理。幸亏我对她的建议根本不予理会，接下来，我的变化惊人，甚至连我的脚都更好看了——起码没那么胖了。1年后，我再次体检，瘦了70磅（约合32千克），腰围细了9英寸（约合23厘米）。现在，我和鞋匠已经很熟了，每次只多打一个孔——虽然我知道自己很快就会回来再打一个新孔，但我感到非常愉快。

到现在，距离血糖危机已经过去4年多了，家里的血糖仪和HbA1c测试一次也没显示过血糖超标。

饮食变得健康后，我很快就想锻炼了。我开始坐火车通勤，不再开车，步行到车站15分钟的路程让我感觉极好，且不必忍受早晚高峰堵车的压力。这种通勤方式起码能让我的身体动一动，回想以前久坐的生活方式，我感到不可思议——走几步路便坐上汽车，从停车场出来走几步便到了办公桌旁，这就是我的一天！我对健身房从来没有兴趣，但坐火车就意味着每天早晚各45分钟不必坐在车里，来回各15分钟的步行时间。走路的时候，我开始听音乐、有声书和播客。几个月后我发现，倘若步行30分钟前往另一条路上的火车站，只会增加5分钟的通勤时间，而步行速度100%会得到提升。于是我更换了路线，享受着每个步伐，享受着春夏秋冬的每一天。改变饮食方式促使我减肥，而锻炼则是一大福利，我的生活方式变得极为健康。

　　过去几年，我发现主流的医学界人士开始采用低碳水饮食方式治疗 2 型糖尿病，不过默认采用药物疗法的现象依然存在（每顿继续吃三分之一盘的淀粉类碳水）。我惊讶地发现，一些糖尿病慈善机构受到生产治疗药物的药企、生产和销售坏糖食物的食品公司资助，就连如今，"糖尿病患者通过改变饮食得以控制糖尿病"的方法也被英国的糖尿病慈善机构"嗤之以鼻"，他们依然"建议吃碳水化合物"，而不是区分好糖和坏糖，这表明他们完全缺乏专业能力，或者受到了外界影响。

　　我的生活得以改善，确实要归功于我的医生——如果她没测出我的血糖问题，天知道我是否能获得自由。我也要感谢之前读到的那篇新闻的作者，后来我曾花费数小时上网搜索那篇文章，但是一无所获。除此之外，最重要的是，我要感谢亚伦·卡尔的轻松疗法。轻松戒烟法改变了我的一生，我采取同样的方法治疗糖瘾，使得减肥和强身健体的整个过程不仅非常轻松，而且让人无比享受，毫不费力，更重要的是，效果非常持久。

　　这是一个真实的案例。如果你对戒糖拉锯战存在一种恐惧，害怕戒糖过程痛苦不堪，尤其是你之前运用意志力戒糖，发现意志力戒瘾法对你不起作用的时候，那么，现在请把过去的失败都忘掉吧！失败是因为你用了错误的方法，事实上，直到现在你还无法戒糖，这与你戒糖的想法毫无关系，因为你戒糖的想法从未消失过。而这

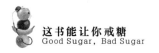

也是我们要告诉你的第八条指令：

你确实想要戒糖，永远不要质疑自己的这个决定。

你会读这本书，就是因为你想克服糖瘾，阅读的过程中，也请记住这点。想想我们目前建立的一切指令，请明确自己了解并接受了这些观点，倘若对任何一条指令有疑问，请翻到前面重新阅读相关章节，直到自己对此清楚无疑。遵循指令十分重要，但是，了解并接受这些指令同样重要。

一旦遵循所有的指令，你不会对坏糖产生欲望，戒糖的意愿会更坚定，囚禁你的坏糖监狱就此崩坏。

本章小结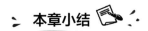

- 恐惧的拉锯战，常常把瘾君子们拉向左右为难的两头。

- 屈服于对失败的恐惧，那你注定会失败。

- 错觉会让人们害怕成功。

- 戒掉坏糖，恐惧也会随之消失。

- 敞开心扉，接受你即将得到的一切。

- 戒糖不会带来肉体或精神上的创伤。

- 你确实想要戒糖，永远不要质疑自己的这个决定。

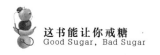
稍等，这一章还未结束，下面我们将为你列举糖的六大假象，这些都是我们对糖的常见误解。

糖的六大假象

"糖是社交必需品"

假设一个人自己在家，而冰箱里恰巧有个软糖蛋糕，你会连碰也不碰吗？实际上，我们在和别人狂欢时大快朵颐，很大程度是因为觉得一些事要有个"同伙"，这会让人没那么讨厌自己。然而即便如此，在某个时刻某个地方，内疚和自我厌恶仍然困扰着我们。

"糖给我能量，是我放松和冷静的方式"

你能发现这两句话的矛盾之处吗？身为糖瘾者，不喂饱小怪物，你就没法放松，但这和你以为的糖的放松又完全相反。就像穿着挤脚的鞋，想要获得放松，只有脱下这双鞋。

现代糖之陷阱（咖啡因陷阱也是如此）的可悲之处在于，骗局常针对那些极其健康、可爱、充满活力的孩子，让他们以为必须喝下含有咖啡因的"糖弹"才能参加体育运动或简单的休闲活动。随着年龄的增长，他们在第一次喝酒的时候也会被欺骗。

即便身为成人，自然状态也应该是活力满满的。要是没生病，你应该有足够的精力去享受生活中想做的任何事情。要是你真的疲惫，身体就会想睡觉休息，而不是吃坏糖。

通过吃坏糖补充能量，就如同贷款额度超过了自己的薪水，你不得不一次又一次用新贷款偿还旧贷款。糖瘾永远会让你疲惫不堪，看看那些糖瘾人士吧，他们总是一脸疲惫、快累趴的样子。而讽刺的是，阻止他们重回活力、健壮、活泼的自己的阻力，就是他们自以为最有用的东西——坏糖。

生活中的某些时候，当我们需要一些东西帮助自己度过晚班或熬过漫长的一天时，有很多天然、无害、无成瘾性和健康的"兴奋剂"可以帮助我们暂时渡过难关。实际上，要是戒掉了坏糖，你甚至无须任何东西，就能充满活力。

"我喜欢糖的气味"

听上去似乎很有道理，不过人们也喜欢香水和润肤露的气味，可对于这些东西却几乎毫无欲望！所以，这道理完全说不通。

"糖是我的慰藉食物"

这是最大的骗局。坏糖成瘾者开心时会做什么？吃坏糖。坏糖成瘾者难过时会做什么？吃坏糖。身为成瘾者，不给他们持续提供上瘾的毒品，他们就没法做任何事。而"慰藉"食品的最大骗局在于并没能给你真的安慰，反而让你讨厌自己：内疚、羞愧、厌恶。哪来的什么慰藉，成瘾者所做的一切，不过是满足小怪物的胃口罢了。

"糖是我的乐趣和自我奖励"

你并没有选择吃坏糖，要是你有选择权，就不会读这本书了。

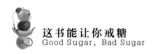
身为坏糖成瘾者，如果饭前、饭中、饭后没有坏糖，你就无法做任何事情，这不是奖励和乐趣，不过是上瘾罢了。

"我爱糖的味道"

你会吃掉整盒巧克力，但你很可能并不喜欢那些巧克力。老实说，你肯定有吃得很快以至于还没尝出味道的时候。这听上去是喜欢糖的味道吗？还是在喂饱小怪物？要是真喜欢糖的味道，你为什么要匆忙地将它们咽下去？

换个角度说，食品公司为什么不推出无糖的巧克力豆？烟草公司为什么不卖无尼古丁的香烟？这些都说明了同一个道理：糖瘾和烟瘾与味道无关，不过是"吸毒"而已。

GOOD
SUGAR
BAD
SUGAR

第10章

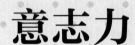

意志力

瘾让我们感到无助。我们曾认为无法戒瘾是因为自己性格上的缺陷，可事实恰恰相反。

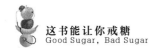

很多次，在别人给你蛋糕、巧克力和饼干的时候，你曾说过类似这样的话："唉，我就是拒绝不了。"那个时候，你的决心不再，你的手又伸向了糖。你或许会觉得：要是拥有更强的意志力该多好！

人们普遍认为，戒瘾的过程十分困难，而戒瘾需要意志力的观点正源于此。不仅兜售药品的行业在传播上述观点，连一些治疗上瘾的医务人员也大力散播这样的观点。要是人们普遍认为戒瘾是件容易事，你还会说"我就是拒绝不了"这样的话吗？当然不会。在我看来，戒瘾困难的唯一原因在于人们用错了方法，之所以用错方法，正是因为人们坚信戒瘾困难。

假如你关在监狱里，有人告诉你，某个地方可以推开门，但他随即补充道："这是一扇非常重的门，需要竭尽全力才能打开。"于是，你推了推他说的那扇门，发现真的很重。你用尽全力推门，门也只微微挪动了一点，最终你耗尽力气，门又重重地关上了。于是，你会得出两个结论：

1. 因为自己不够强壮，才导致出逃失败。
2. 自己再也无法逃脱了。

当你试图运用意志力逃脱时，就会发生上述事情。

现在，想象你坐在那间监狱里，迫切想要逃脱，但是认为自己缺乏力量。这时候，有人走过来告诉你："你之前推门的位置有问题，那里有铰链。你要是推另一边的话，门很容易打开。"你会去尝试吗？还是继续坚信之前那个不可能做到的方法，才是逃跑的唯一方法？

这便是轻松疗法与意志力戒瘾法的区别：一个有效，一个无效；一个轻松，一个异常困难，以至于不可能实现。

意志力戒瘾法总是失败。用意志力戒瘾的人要经常忍受内心的斗争，在精神拉锯战中煎熬。理性的大脑知道你要戒糖了，因为糖导致你不健康，影响幸福和自尊；而另一边，上瘾的大脑却因为害怕丧失快乐和精神支撑而恐慌不已。

在运用意志力时，你会将注意力全都放在戒糖的理由上，希望自己在没有坏糖的情况下足够坚强，直到欲望最终消失。可问题在于，因为你仍然将坏糖视为乐趣或精神支撑，在这个过程中，你势必会觉得自己做出了牺牲。

起初，这种牺牲或许会让你感觉良好，因为你知道很多事情都要付出代价，你觉得既然自己非常想实现某个结果，那么付出代价总是值得的。

可是，你能坚持多久呢？牺牲带来的最大问题在于，你总有一天会开始愤愤不平。就像一个孩子被剥夺了玩具一样，你会忍不住发脾气。

事情发展到这里，你有的已经不再是有益健康、纯粹的感觉，而是痛苦。你想让自己赶紧振作起来，此时你该怎么办呢——你只能做些之前自己发誓不做的事情，比如吃坏糖。

现在，你更痛苦了。你感到挫败，因为你抵挡不住诱惑，但同时，糖也无法让你开心，只会让你想吃更多的糖，并且更加认同"生活离不开糖"。运用意志力戒瘾后，你的瘾比之前更重了。

但凡瘾君子想要戒瘾，都是因为害怕瘾的不良后果。可他们又

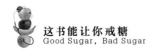

害怕戒瘾，害怕自己的生活没有那小小的精神支撑。这两种恐惧一种合理，一种不合理，但当你身处陷阱之中，两种恐惧都能真实地体会到。

现在，我们已经逐步剖析这样一种错觉，即：你将通过戒掉坏糖来做出牺牲。下面，我们将继续解开错觉，让人不去关注没戒糖导致的消极影响，而是认可戒糖后带来的积极作用。当你意识到没有糖的生活没什么好害怕的，而且还很值得期待，你内心的斗争便会终止，你也将赢得拉锯战的胜利。

即使有些人纯粹运用意志力成功戒烟、戒酒，戒掉了暴饮暴食或者其他的瘾，但他们从未真正破除瘾的束缚，从未获得你即将获得的那种真实、放松的状态，他们的余生都会认为自己做出了牺牲。

社会对于饮食存在问题人士的普遍看法，是认为他们缺乏控制自己的意志力，这也是他们对自己的普遍看法。一旦他们没能控制住饮食，会认为是自己失败了，而不是方法失败了。在轻松疗法诞生前，从来都没有人质疑意志力戒瘾法。

要是你也认同是意志力缺乏导致了上瘾，那么你就还没有理解困住你的陷阱的本质。请记住，陷阱具有反作用：让成瘾者对折磨自己的东西产生欲望。

或许，你觉得自己意志薄弱的情况反映在各个方面，比如你可能是个烟民、赌鬼或者酒鬼，于是你把上述表现视为意志薄弱的证据。的确，所有的瘾都互有联系，但是有联系并不能表明它们就是你缺乏意志的体现。恰恰相反，瘾是意志力强大的表现——坚持某些违背本能的事情，需要强大的意志力。瘾的共性在于，它们都是由假象和假信息构成的，而其中一个最具误导性的假象，就是"戒瘾需要意志力"的观念。

为什么说瘾是意志力强大的表现？想想看吧，你只有在安排好生活的情况下，才能避免溜进商店购买糖或蛋糕；为了能在没人窥探的情况下吃东西，你很可能会早起或熬夜……上述举动，都需要强大的意志。

事实上，任何人看到你试图推开带着铰链的大门时，都会认为你意志坚定，而非意志薄弱，虽然他们知道拉门把手会更容易开门。

想想你认识的那些有饮食问题的人，他们都是意志薄弱的人吗？想想那些超重的名人，他们如果总是轻易放弃，又怎么会获得经常出镜的机会？还有那些政治领袖、明星、行业领导，甚至某些体育运动员——其中一些人的饮食问题显而易见，但他们能取得今天的地位，无一例外都是靠着顽强的毅力。既然他们意志力强大，又怎么会只在饮食方面变得意志薄弱？

事实上，意志最为坚定的人，在运用意志力戒瘾时才最为困难。因为，门倘若无法打开，他们是不会放弃开门的，甚至不会转而寻找更轻松的方法，而是会强迫自己继续推铰链，直到推不动为止。多数读这本书的人，在控制饮食方面都经历过反反复复的失败，可他们之所以还在读这本书，就证明他们没有放弃，这便是毅力、决心和强大的意志力。所以，不要低估你自己，困住你的并非缺乏意志力，不过是坏糖上瘾罢了。

想象一下自己正穿着一双挤脚的鞋跑马拉松，你感觉很痛苦，但仍决定要跑完全程，于是你坚持着。跑得越远脚越疼，但与此同时，

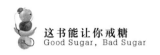
你知道自己离终点越来越近，所以更加害怕失败。当你尝试用意志力去戒瘾，坚持的过程就永远不会结束，只要你相信自己是在忍耐某些事情，你的奔跑过程就会痛苦不已。意志力越强，忍受痛苦的时间就越久，渴望就愈发强烈。当你最终屈服，你会觉得自己距离成功只差一步，你不仅会感到深深地遗憾，还会更加鄙视自己。但你没意识到的一个事实是：意志力戒瘾法没有终点线。

相比起来，轻松疗法则能让人轻易过线。运用轻松疗法，人们能很快消除恐惧和错觉，不再爱吃坏糖，也不再受瘾的束缚，于是就此越过了终点线。相反，运用意志力不仅无法到达终点线，还让自己痛苦不已。

瘾君子们竭尽全力想要来上一剂，不管是尼古丁、赌博、垃圾食品、海洛因还是坏糖，等等。如果你试着阻止他们，就会看到他们意志力有多强大，他们吃软不吃硬，一味地强硬只会让他们更加上瘾。瘾君子之所以会这样，是因为以下两个原因：

1.这让他们觉得自己做的事情愚蠢可笑，同时又深感恐惧。瘾君子的恐惧强化了戒瘾困难的假象。

2.这会引起恐慌情绪：我该怎么办？戒瘾后的生活是什么样子？我该怎么生活？继而产生恐惧感和丧失感。这些都会让瘾君子像往常一样寻求缓解的方法，而这方法就是重新回到陷阱之中。

是恐惧让人上瘾，对继续上瘾的害怕，与对戒瘾的害怕不断交织缠斗。

而当意志力戒瘾法失败后，再次尝试这种方法就会变得更加困难，因为你已经深化了"我的问题不可能得到解决"的想法。你可能会想起自己屈服于食物、第一次狂吃巧克力或美味大餐后巨大的解脱感，但你必须要明白，这种解脱感并不是真的解决问题，而是让自我造成的痛苦暂时消失。你肯定不会产生"谢天谢地！我又回到糖之陷阱了"这样的念头，因为这念头并不会让你快乐。事实上，这只会带来失败、不安、内疚和失望。

戒瘾失败后吸的第一剂毒品一点也不快乐，尽管别人告诉你会很开心，但他们不过是把终结不满后的解脱感与快乐混淆了。这种解脱感正是人们脱下挤脚鞋子的感觉，但问题是，你会为了感受脱鞋后的解脱，而特意穿一双挤脚的鞋吗？

在戒瘾的过程中，我们还会受到他人的干扰，尤其是那些"炫耀者"与"抱怨者"。他们都曾有过依靠意志力戒瘾失败的经历，而他们对你的戒瘾决心会产生不好的影响。这些人分为两大阵营：整天吹嘘自己做出种种牺牲的"炫耀者"；以及情不自禁抱怨自己牺牲了种种的"抱怨者"。他们殊途同归，两大阵营都强化了一种错觉，即：戒瘾是困难的，只有一直运用意志力、做出牺牲才能戒瘾。这也就引出了我们的第九条指令：

如果有人声称自己用意志力成功戒瘾，并推荐你也试试，请无视他。

轻松疗法一个美好的真相在于，戒瘾完全不需要做出牺牲，你

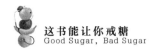
并没有"放弃"任何东西。你会发现，消除对丧失的恐惧十分简单，甚至没什么好内心斗争的。

运用意志力戒瘾的人总是在等待：等待自己不再有丧失感，从此就无须再运用意志力。但这一刻永远也等不到。他们可以把门缝开得足够大，可以看见外面的光，感受到自由的新鲜空气，但他们从未真正逃离，这就是事实，是陷入糖之陷阱后产生的错觉。只要人们从恐惧中解脱出来，不再吃坏糖，幸福才能真正开始，也才能感到激动和振奋。

我们一辈子都可能受到某些洗脑观念的误导。比如提到糖，你会想到糖果、巧克力、蛋糕、糕点、布丁、甜点、甜甜圈之类的东西，你或许认为那枚小小的面包是自己上瘾的罪魁祸首，却没意识到意大利面和土豆这些餐桌上的常客给自己带来了什么，你可曾想过，只要你还继续肆无忌惮地吃这些"食物"，你就会继续对坏糖上瘾，更无法戒掉甜甜圈这类你认为是罪魁祸首的明显含糖食物。

倘若你遵循所有指令，你将清楚自己被困于坏糖陷阱的想法是虚假的，你会发现自己无须使用意志力就可以抵御坏糖的诱惑，你会明白自己没什么好怕的，因为没有坏糖的生活远比现在要好，你甚至已经有了期待之情。你不仅在饮食上迈出了重要一步，你还将主导权握在了自己手上，很快你就能获得自由，重新开始自己的生活。

这时候，你要提防另一个阻挡你获得喜悦感的障碍——并非所有用意志力戒瘾且失败的人都认为自己意志薄弱，他们还可能寻找自己上瘾的真正原因，比如性格问题，我们常将此归结于"成瘾型人格"，这也是我们下一章要说的内容。

本章小结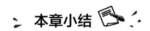

• 用错了方法，戒瘾才会困难无比。

• 瘾并不是意志力薄弱的表现，而是意志力强大的体现。

• 你永远无法依靠意志力戒瘾法到达终点线。

• 吹嘘或抱怨自己用意志力戒瘾的人，依然认为自己有所牺牲。

• 从你转变洗脑观念、使用轻松疗法去戒糖的那一刻起，你就已经越过终点线了。

第11章

成瘾型
人格

成瘾型人格的理论源于人们看待问题的错误视角。
瘾君子的共性并非他们上瘾的因，而是果。

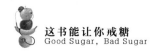

你苦苦挣扎于饮食问题，饮食问题让你感到困惑和愤怒。你不理解为何自己的意志力能控制生活中的其他事情，唯独对饮食无能为力。除非看清陷阱的本质，不然你很难发现饮食与意志力无关，你会自然而然地认为问题在于自己，还会制造各种借口来解释自己不合逻辑的处境。

"人生只有一次，我们要享受人生。"

"不过是对食物上瘾罢了，又不是对海洛因或其他的毒品上瘾。"

"我总归是可以戒糖的，只不过不是现在罢了。"

上述借口都很荒唐，不过只要你依然相信糖能给你某种快乐或精神支撑，你就会置一切合理的戒糖理由于不顾，坚持吃能让自己一直吃到糖的东西。这时候，如果有人告诉你吃糖是种瘾，你很可能会搬出那句烂熟于心的借口："没办法，我是成瘾型人格。"

对那些拒绝相信轻松疗法的瘾君子来说，成瘾型人格理论真是一场及时雨，他们可以以此为借口，不必尝试戒糖就能避免对成功的恐惧。

这个借口让他们自我怜悯，而非自我鄙视，他们相信自己天生就有自我毁灭的遗传倾向，也正因此，他们越陷越深，处境越发可悲。

这些人的内心世界基本是这样的：有些人的基因构成天生有缺陷，所以比大多数人更容易上瘾。而这种想法得到一些所谓"专家"的加持，当"成瘾型人格"这一词语频繁出现，人们更容易误以为这是一种既定的事实。

但真正的事实却不是如此。成瘾型人格不过是种理论，主要基于相同人群和家庭内部发生的多重成瘾情况，比如酒鬼同时也吸烟或赌博，海洛因成瘾者同时吸烟且负债累累，酒鬼的父母也是酒鬼。

你可能认识一些有多重成瘾情况的人，也许你自己就是其中一员。抽烟、酗酒、赌博、暴饮暴食——似乎很多人都同时存在多种问题，但实际上，所有的瘾都由同一样东西导致，但这东西却与性格或遗传无关。你之所以会上瘾，不过是误以为上瘾之物能给自己带来真正的快乐或精神寄托。

尽管数百万的人都面临着同一个问题，但是上瘾者却是孤独的。瘾君子普遍会变得思想狭隘，认为自己正在经历世间独有的难题。

意志力戒瘾失败的经历，会深化成瘾型人格的基因理论。当你全力以赴却依然失败时，自然而然会认为自己无力解决这个问题。同样，用意志力戒瘾的人还会不断印证上述理论，倘若他们试图戒瘾多年，却仍然渴望着那份精神支撑，那么是不是说明，他们的基因构成中一定存在某种缺陷，所以才会一直拖他们的后腿？

不过，事情还有另一种解释，那就是：他们心里存在某种错觉，是坏糖能给自己带来快乐或精神支撑的错觉。

之前我介绍了小怪物和大怪物。小怪物是指上瘾，是坏糖脱离身体时的那种略微的空虚和不安；而大怪物是指"坏糖食物有益、令人享受和快乐"的观念，是认为通过吃喝更多坏糖能体验到的解脱或愉悦。我们与丧失感斗争越久，感觉就会越糟糕，解脱感就越发强烈，最终向食物低头时得到的快乐就让人越发印象深刻。我们常常误以为只要在没有"毒品"的情况下坚持得久一些，身体中的毒素就会完全排出，对"毒品"的欲望也会彻底消失。意志力戒瘾法只专注杀死小怪物，而忽略了大怪物，反而让自我牺牲感更加强烈。

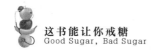

并非只有小怪物才能唤出大怪物，各种各样的东西都可以引来大怪物登场：某个创伤、某次社交、某种味道、某张图片……只要大怪物还存在于脑海中，就总能很轻易地让我们产生丧失感和对坏糖的欲望。炫耀者和抱怨者常常在戒瘾的几天内便杀死了小怪物，但是大怪物却毫发无损。而所谓的成瘾型人格，就是大怪物在作祟。

杀死大怪物并不是困难的任务，只要打开思路，跟随本能就能做到。倘若你仍然对成瘾型人格的理论坚信不疑，只能说明你的心态不够开放，有将自己置于终身被奴役的风险。

换个角度想，就算成瘾型人格确实存在，你也的确属于此类，但最好的戒瘾方式依然是轻松疗法，因为只有这种方法可以清除掉大怪物的洗脑观念。

有些人可能会提出成瘾型人格的一个新证据，那就是有些人总比别人更容易深陷瘾中。比如有的人只是偶尔吃点巧克力，有的人却必须一口气吃掉整盒巧克力，上述情况难道不能说明某些人格更易成瘾吗？

人与人之间确实会存在差异，不过这只是习惯上的差异，而非基因构成的差别。我们总是受到各种各样事物的熏陶：教养、同辈人的压力、教育、收入和机会。自出生起，我们便有一种虚无感和空虚感，是父母的爱和感情填充了这种虚空，但随着年龄增长，我们也会看到父母身上的缺点甚至谎言。我们再次感到空虚，于是很容易就会抽烟、酗酒、暴饮暴食以及染上其他的瘾。而因为教养、生活环境等因素的综合作用，有些人的空虚感也会更强烈。

上述这些因素，就如同我们生活中受到的各种限制一样，也会影响我们的食量和吃饭的频率。有些人一周只吃一包饼干，因为他们的食量就是如此。有些人上班时可以吃东西，有些人则不能。要是没有这些限制，我们会吃更多坏糖，因为这就是瘾的效果。

陷入糖之陷阱最深的人，往往也拥有最好的机会、最多的财富和最强的欲望，因为他们的习惯便是如此。你可以认为他们无可救药，但轻松疗法接手过无数这样"无可救药的人"，他们通过转变习惯而轻松脱离陷阱。一旦他们明白了自己一直在受洗脑思想的控制，那小小的精神支撑也就成了他们的死敌。

有些人陷得很深，也有些人从来就没掉入过陷阱——就算把巧克力放在他们鼻子底下，这些人也可以开心地回绝——他们似乎是另一种人。相比之下，和你上瘾的朋友们相处会让人感到舒服，你们有着相似的性格特征，同样喜怒无常、喜欢放肆、容易感到压力、逃避、焦虑和不安。难道这些共有的人格特点，不是导致饮食问题的原因吗？让我们重温一下第五章的内容：坏糖成瘾者和不上瘾人士的区别在于，后者对坏糖根本没有欲望。

饮食存在问题的人和具有类似问题的成瘾者在一起时，会感觉更舒服，但原因并不是对方脾气更好或更有趣，而是因为他们是一条绳上的蚂蚱——这些人不会发出质疑，也不会让人对瘾三思。瘾君子们知道自己在做愚蠢且自我毁灭的事情，但要是周围的人都在做这样的事，就会觉得自己没那么蠢了。

吃坏糖会产生对坏糖的欲望，而瘾会歪曲你的认知，以此控制着你，让你误以为自己对糖产生依赖，认为自己的性格或基因构成有缺陷。好消息是，一旦摆脱对坏糖上瘾，坏糖对你性格、人格、

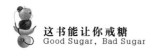
自尊以及对身体产生的显著影响都会随之消失，而你只需明白自己是对糖上瘾，并非所谓成瘾型人格在作怪。

一个从统计学角度的证据是，倘若真有容易让人上瘾的基因，那么在历史长河中，成瘾者的数量应该是相对固定的。然而事实并非如此，就以吸烟为例，20世纪40年代，英国超80%的成年男性对尼古丁上瘾，而如今这一数字不到25%。西欧和北美大部分地区的情况也是如此。难道说，半个多世纪以来成瘾型人格的人口急剧下降了55%？自然不是。

与此同时，亚洲的烟民数量激增。如果真有什么成瘾型人格基因，那么这又究竟是多么复杂的遗传异常现象，以至于成瘾人士的数量起伏太大，并从一个大陆大规模转移至另一个大陆？可见，一切都是无稽之谈。

我们要认识自己的敌人，而不是屈从于子虚乌有的所谓人格或基因。这是一场与两个怪物的斗争，但是倘若我们了解小怪物和大怪物的原理，了解它们是如何妄图一辈子操控人类的，就会发现对付它们非常简单。

当我们第一次接触坏糖时，小怪物就产生了，这一时刻通常是在我们有意识思考之前。大怪物也出现在这一时期，来自这个星球上最能影响我们，恰恰也是最爱、最关心我们的人——父母。父母给我们灌输洗脑观念，即坏糖是乐事或奖励。小怪物吃下坏糖，而没有满足它时，它就会抱怨。这种感觉很难察觉，好像是一种轻微的痒，但它却是个重要的诱因，能唤醒大怪物出场。

大怪物并非作用于肉体，而是作用于精神。正因为你误以为坏糖能给人快乐、带来某种好处或精神支撑，这些洗脑观念孕育了大怪物。大怪物将小怪物的抱怨解读成"我需要糖"，而取悦大怪物，意味着要从最初引起欲望的东西来满足欲望。

每次摄入坏糖可以短暂地安抚小怪物，产生"坏糖让你放松和快乐"的错觉。实际上，坏糖仅仅让你从痛苦不安变成感觉上的"还不错"。但是对于不受坏糖控制的人来说，"还不错"是他们一直以来的常态感觉，是自然而然的满足感。可坏糖上瘾的你却认为，想维持"还不错"的感觉就必须不断吃坏糖。

即使如此，你却从未得到过真正的满足——真正"还不错"的感觉。每次刺激身体，身体都会建立耐受力，每次都需要吃更多的糖以达到同样效果，人也在坏糖里越陷越深。用糖满足小怪物的时间越久，你身体的感知能力就越差，对刺激物的依赖性就越强。

这就是坏糖食物从未让你真正满足的原因。

比起小怪物，大怪物更加直接粗暴。它会告诉你，坏糖是唯一能填补空虚的东西。但是坏糖产生的空虚感会带来三重消极影响：身体上的虚弱、精神上的欲望，以及作为瘾君子的痛苦。而经过大怪物的蛊惑，上述三重消极影响却逐渐变成了你对于"正常"的新解读，让你形成新的"还不错"之感。

小怪物或许难以察觉，大怪物却让你真切地痛苦。大怪物醒着的时候，你的大脑会充斥着丧失感，继而产生欲望。在欲望以及"坏糖能够带来快乐"的错误信息下，你迫切想摄入"下一剂"。而你得到的唯一"快乐"，就是戒断症状轻微的解脱感，以及由于相信坏糖能带来某种快乐或好处，而短暂终结了的不满与不适感。

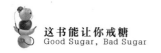

糖瘾与人格毫无关系，而是与从小受到的洗脑观念有关。那些被满足的欲望，不过是体验了一把不上瘾的人们平日的正常感觉。可要是头脑里已经有了"坏糖给人快乐或精神支撑"的想法，那么"成为不上瘾之人"的这一目标就会变得可怕，因为这种冲突会让人无助和困惑。

你希望自己可以控制局面，理清思绪，但困于坏糖监狱的绝望感，却让人们对所处的情况经常自欺欺人。你或许能就自己的糖瘾同其他瘾君子谈笑风生，可内心深处，你却知道这种情况非同儿戏，你很痛苦。要是有种魔法能让你马上解决问题，你会毫不迟疑。

是时候从牢房中解脱出来了。好消息是，你无须学习魔杖，就能做到这一点，因为你可以掌握戒瘾的有效方法——轻松疗法。下面就是我们要给出的第十条指令：

如果有人给出的建议与轻松疗法相矛盾，请无视他。

现在，你已经迈出了很大一步。你不再掩耳盗铃，你承认了自己存在坏糖问题，你也采取了行动解决上述问题。你只需要杀死大怪物，一旦消灭了它，小怪物的营养也可以轻松切断，瘾很快就会彻底消失。

好消息是，你此刻已经开始杀掉大怪物了，你明白终结大怪物的方法就是认清快乐的幻觉。快乐的幻觉由洗脑观念所致，而很多人一辈子都未曾质疑。父母、朋友、公众人物、食品行业、医疗行业和所谓的"专家"给我们反复洗脑，而他们又各自受到其他因素的洗脑。坏糖成瘾者都困于同一个陷阱，而逃离的方法只有一个，且人人适用，那就是：

消除洗脑观念，戒掉糖瘾！

在这个阶段，很多人都会说他们已经了解我所说的一切，想要迫切地跳到最后一步，可他们其实还保留着某些"坏糖让人快乐"的想法。只要你还受这种观念的影响，就很容易产生丧失感。因此，相信本能、承认吃坏糖并不会带来真的快乐就显得至关重要。

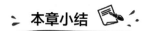

本章小结

- 成瘾型人格基因理论给了成瘾者一个借口，让他们不再试图逃跑。

- 成瘾者的人格共性是由瘾导致的，是瘾的结果，并非造成瘾的原因。

- 当你看清了快乐的错觉，便无须寻找借口。

- 杀掉大怪物，小怪物也会随之消失。

第12章

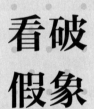

看破假象

只需看看数百万年的进化史就能知道，我们现在习以为常的饮食习惯违背了本能。

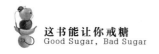

自然的储藏室丰富且异常复杂，有些东西对于某个物种来说是食物，对另一物种却是毒药。但大自然也为所有物种提供了多种多样的选择，确保物种间争抢食物不会太过激烈。

每个物种是如何知道自己该吃什么、不该吃什么呢？看看动物接近食物的过程，答案就显而易见了。首先，看见食物后，它会谨慎地接近。获得食物后，它会先闻一闻，碰一碰。然后，在食物的外表、气味、触感都没问题的情况下，它才会品尝食物。换句话说，动物会运用感官综合了解食物。

视觉、触觉、嗅觉、味觉是动物判断食物甚至毒药的手段，智力却从来不参与其中。感官是精妙的系统，性能极佳，我们实在没有什么理由不让感官为自己服务。

我们必须承认，自然赠予了我们同一天赋。要是某样食物的外表、触感或味道看着像毒药，我们就会做出厌恶的反应。以咖啡为例，小孩子会排斥咖啡的味道。只有当强迫自己对"毒药"建立起免疫力后，才会产生"味道"，比如，你可以一直喝咖啡正是因为牺牲了味觉，酒精和香烟也是如此。而我们第一次吃糖时年纪太小，所以很难回忆起当时的反应，不过，对糖从不上瘾的人却会因为过分的甜味而感到厌恶。一些坏糖企图复制新鲜、营养水果的甜味，而很多人就是因为这个味道而对糖上瘾的。

一直以来，我们想满足的并非自己的感官，而是小怪物。而这些只要在去除洗脑观念后，便会真相大白：最好吃的食物，就是对人体最好的食物。

想知道苹果何时变成毒药，我们无须查看标签和保质期，只要它外表发棕发皱，味道奇怪，或者手感黏糊糊的，这些都在提醒我们苹果不能吃了。本能是数百万年来自然逻辑的产物，是最伟大的知识。我们既然拥有这么精妙的系统，就应该敢于相信自己的感官。

动物相信感官，所以它们不存在困扰人类的饮食问题。人类因为认定知识更具有逻辑优势，所以让智能去推翻本能。而真正的逻辑应该是完全符合本能的。人类的身体并非由智能创造，而是大自然的杰作，什么是有益于身体的东西，大自然能提供最权威的指南。当你看清这一简单的真相后，也就明白对身体有益的食物，其味道必然也会最好，由此，你不再对戒糖成功感到恐惧，拉锯战引发的冲突由此得以平息。

倘若你碰巧吞下了有毒的食物，人体的第二道自然防线也会显现——你会生病。消化系统会竭力排出毒素，让你牢记不再犯同样的错误。一旦你对某种物质中毒，身体的各个器官会齐心协力让你不再吃这种物质。

在第八章，我们列出了大自然设计的可以在天然状态下享用的食物：

· 水果

· 蔬菜

· 坚果和种子

在大自然的设计下，上述食物对人体最有益处。你可能会想："要是只吃蔬果、坚果和种子，我可能不愿意选择这种办法。"你尽可以

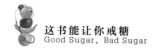

放心，轻松疗法并不是让你只吃这些食物。

本书的目的在于让你享受饮食，获得新的幸福，并不是让你节食，更不是要限制你。蔬果、坚果和种子是主要食物，应当成为规律性的饮食，然而大自然还为我们提供了很多次要食物，它们也能给予我们所需的营养，只是比重并没有那么高。你可以把次要食物纳入食谱，但要注意时刻跟随本能，问问自己吃次要食物的时候，它们对你感官的吸引力有多大。你很快就会发现，本能是如何把你拉回到主要食物而非其他食物的。

一种食物，当你看过、闻过后，如果你会采取生吃的方式，那么这种食物很可能是天然、健康的。要是不能生吃，那么你就需要分辨它是次要食物还是毒药。食物加工程度越深，越有可能是毒品，比如含有坏糖的食物。几乎所有的预制餐或现成的酱汁中坏糖的含量都很高，不光成分表可以证明，在装盘之前食物的加工程度也可以作为证据。

说到这里，你可能会想："那我应该怎么吃肉呢？"尽管人类吃素或者只吃生食也能塑造出健壮的体格，不过，大多数的肉类无须太多加工程序，只要简单、快速的烹饪方法就能把肉做得美味可口。不过，还是不要吃过多的肉为好，可以把肉作为用餐的一小部分，但不要把它当作主食。

食品行业利用我们适应次要食物的能力，扩大产品库存，增加利润。利用无处不在的广告让我们相信，这些食物就是我们最想吃的东西，于是体重问题成了人类的普遍问题。人类的智力以及传播错误信息的能力，让认知偏差成为常态，也让食品行业为我们定制的这些坏糖食物，公然被列入了次要食物。

现在，我们的目标是看清真相，运用智力扭转上述局面。换句话说，就是要看破假象，用真相替代假象，重新建立自己真正喜欢的食物图谱。这样你每次吃饭的时候，都会感到真正的快乐和幸福。

戒糖过程中，我们会面对多种多样的假象。而害怕成功，就是基于"健康饮食单一乏味"的假象。

超市中有数以千计的不同商品，于是让人们觉得人类就需要多种多样的饮食，而这也是食品行业想要给人们留下的印象。当我们站在偌大的超市中，身旁是各种食品分类通道，仅仅是谷物一项，就摆放了数十种不同的早餐谷物供你选择。你会每次购买不同的牌子吗？还是每次都选择自己的最爱？答案是后者。

对烟民来说也是如此，即使有数十种香烟牌子可供选择，烟民每次也都会买自己喜爱的牌子，要是这家商店买不到，他们还会转战另一家，直到买到为止。

事实上，所有瘾君子都对种类不感兴趣。不相信的话，就去看看你家附近超市的蔬果区吧！你会发现，这里的种类比其他任何商品更多。可是返回头再看看不健康饮食人士的餐单，其中大多数品种都是主食区提供的。餐盘里总要有一荤三素，而且通常会在下列四种肉中做出选择：鸡肉、猪肉、牛肉、羊肉；蔬菜会选择豌豆、胡萝卜、四季豆、洋葱、生菜、西红柿、卷心菜、菠菜、西兰花，等等。

蛋糕和饼干离不开三种基本原材料：黄油、面粉、糖，单独看每一种原料都比较平淡，似乎戒掉这些食物对我们没什么损失。而

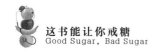
吃这些味道平平无奇的含糖食物的唯一原因，就在于满足小怪物。

正如我们在食物上的本能会被洗脑观念混淆一样，何时吃饭的本能也在受到影响。前面说过，我们吃饭的原因不是出于无聊、寻求慰藉或日常惯例，而是要为身体提供所需的营养。告诉我们何时吃饭的信号，就是饥饿感。

饥饿就像车里的油表。油量减少到一定程度，油表就会出现警报提示。现在你想想给车加油的方式和时间吧，你会不管汽油的消耗量，每天定时定点加相同量的油吗？你肯定不会，因为你可不想把油弄得满车都是。

但矛盾的是，我们就是这么给自己加油的。不管自己饿不饿，我们每天晚上都定时定点坐在餐桌前，吃着几乎相同的饭量。就像多加油会把油洒得到处都是，多余的脂肪也会囤积在身体的各个部位，损害着我们的功能和感觉。

你肯定觉得自己在给车加油时并不愚蠢，一定会看着油表加油。但是油表到了多少你才会停止加油呢？是比满油线还差一点吗？你又什么时候会去寻找加油站呢？大概率你会在油量不到四分之一的时候开始搜寻加油站的身影。

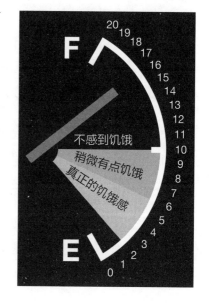

饥饿是自然提醒我们补充能量的方式，但我们之前已经解释过，饥饿感持续的时间越久，对食物的

感受越美味，从吃饭中获得的乐趣就越大。在饥饿感初显时就吃饭，是无法得到充分乐趣的。所以，我们到底该何时满足饥饿感呢？

把饥饿感转化成一块指数 0 ~ 20 的油表，0 代表肚子空空，20 代表吃得很饱。那么在这块油表中，10 代表不再感到饥饿的水平，7 ~ 10 是稍微有点饥饿，3 ~ 7 代表真正的饥饿感。当指针降至真正饥饿感的范围时，你就该找吃的了。当指针在 7 ~ 10 摆动时，饥饿感初显，但是不要把它当作立刻吃东西的信号，否则你无法从食物中得到充分的乐趣。在一定范围内，饥饿感并不会让你感到糟糕和痛苦，只有指针指向 0 且停留一段时间后，你才会产生如此强烈的感觉。而倘若你在思索其他事情，甚至都察觉不到自己的饥饿感。

当你感觉肚子有些饿，恰巧别人告诉你他昨天晚上在餐厅吃的美味佳肴，你的感受会比实际的饥饿感更加强烈。这时闻到食物的味道，或者看到食物，原本轻微的饥饿感也会加强。你要当心了！这是食品行业的惯用伎俩，会让你在不想吃东西的时候误以为自己想吃。

能认识到自己处在不同程度的饥饿感，是解决问题的关键。但就像广告可以暗示你比实际更饿一样，你也可以向另一个方面扭转局面。你要看清自己真正的饥饿感，也许你只是有些饿而已，也许转移一下注意力，你的饥饿感就会完全消失。假设你的饥饿感确实存在，那就把它当作自己即将享用美味佳肴的标志，从越来越强的饥饿感中享受乐趣，饥饿感越强，饭菜就越发美味。

这么做并不会让你丧失什么东西，事实恰恰相反，你是在许诺自己快乐。你很幸运，每当想吃东西的时候食物都很充足，这让你

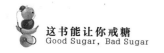
无须像野生动物一般冒着生命危险外出觅食。你也不是真的在忍受饥荒，你所面对的问题恰恰相反，你只需要依赖自然的油表，将每一餐变成愉悦的体验。

为了实现以上效果，请安排好每一餐想吃的食物。人们吃速食、有毒且上瘾的垃圾食品最常见的原因，就是缺乏规划。由于没有购买晚餐的食材，或是在进餐厅之前尚未决定想吃的饭菜，人们很容易做出糟糕的决定。

我们说了不少关于吃饭的问题，知道何时吃饭是享受吃饭的关键，而知道何时停下是享受生活的关键。

对于汽车加油来说，我们可以把油箱加满，也可以把油加到一定数值。油箱加满可以让人心安，但是这不代表车就处于最佳性能。加的油越多，车子越重，驾驶起来其实越不省力。每个 F1 赛车的技术员都知道，在给跑车加油时，他们要仔细计算，确保油箱里的汽油正好支撑跑车跑完规定距离。将汽车的自重控制在最小值，跑车可以跑得更快。

相比起来，你无须费心计算自然的油表，因为数字早已计算好了。

数值在 3 ～ 7 为真正的饥饿感，是该吃东西的时候。7 ～ 10 是轻微饥饿，饥饿感通常无法察觉，此时吃饭无法获得太多乐趣。指针指向 10 时，饥饿感已经消失，这时就该停止进食了。要是你任由自己一直吃到 20，就会感觉非常撑。

我们需要慢慢吃，给身体消化所需营养的时间。我们还需要正确地咀嚼食物，要是狼吞虎咽，就算吃得足够多，你还是会感到饥饿，最终饮食过量。食欲得到满足后继续进食，会让我们产生胃胀的感觉，也让饮食不再愉快。既然如此，为什么自然油表不向我们发送"停下来"的明确信号呢？

油表其实发送过信号。强烈的饥饿感让食物吃起来更美味，而饮食过量时，人的嘴里会出现糟糕的味道。在大自然的设计下，人类一旦食欲得到满足，吃饭的欲望和快乐就会停止。但问题是，我们早已习惯了忽视上述信号。

无论是巧克力、糖果、面包、意大利面还是糕点，这些坏糖食物的共同之处在于缺乏营养价值，我们的本能无法将其视为食物。这就能解释为什么我们会吃一整盒巧克力、一整包饼干、一大碗意大利面，一直吃到撑、吃到胀，吃到满怀负罪感甚至觉得反胃恶心。我们肯定不想再次经历上述糟糕的体验，所以在关于"我们应该吃什么"的混杂信息不断轰炸下，我们更不能忘记如何从自然的油表中识别信息。把饥饿感视为朋友，不要把它视为要避免出现的东西，然后，你就能识别出停止进食的信号。

请放心，识别信号比想象中轻松得多，大自然会为你做这项工作。一旦摄入身体所需的营养，油表便会显示"满足"，继续吃东西的欲望就会得以遏制。

其实，你早就已经掌握了这项技能，喝水时一旦感觉不渴了，你也就不会再喝水了，断然不会等到肚子鼓胀了才停下。当你吃对了食物，你会发现饮食也是同样的道理。

要是吃下的食物不含身体所需的营养，油表就无法显示"满足"，阻止进食的唯一方式就是身体无法接纳更多的食物。因此，当你经常吃那些不含身体所需营养的食物，饮食过量就会成为常态。所以，

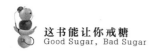

牢记这点很重要：**缺乏营养会导致饮食过量。**

小怪物的啼哭就像轻微的饥饿感。让人感觉稍稍空虚、稍稍不安，但总体几乎察觉不到。这种感觉和饥饿毫无关系，不过是对坏糖上瘾罢了，在服用下一剂坏糖之前，饥饿感会一直存在。

就像烟民渴望着下一根香烟，酒鬼渴望着下一杯酒，海洛因成瘾者渴望着下一剂毒品，倘若你相信满足欲望的东西正是起初激发出你欲望的东西，在服用下一剂之前，这种不适感就会一路加强。然而，并不是肉体上的戒断感让身体感觉糟糕，这种感觉是由心理所致的，是一种求而不得的心理。

当你发现坏糖无法缓解不适感，反倒是坏糖持续导致了不适感时，你肉体上的戒断感就会变得难以察觉，你能轻松获得自由。

通过吃糖满足虚假的饥饿感，只能暂时缓解症状，造成"糖可以缓解饥饿"的印象。实际上，你吃下的坏糖，只不过是让虚假的饥饿感再次出现而已，并且召唤自己吃更多的坏糖以获得解脱。记住，瘾总是让人越吃越多。

坏糖无法满足真正的饥饿感，因为它是"空碳水"，含人体所需的营养很少。倘若你通过摄入空碳水来满足真正的饥饿感，你会一直进食，直到身体无法承受更多食物。这就是为什么全球肥胖症和糖尿病会如此爆发的原因，垃圾食品在饮食中的占比越来越大，我们吃下的坏糖正在给人类带来史无前例的灾难。

一旦理解真正饥饿与虚假饥饿的区别，意识到只有吃正确的食物才能消除虚假的饥饿感，我们才能满足真正的饥饿感，从饮食和生活中得到极致的乐趣。

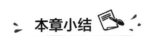

本章小结

• 感官可以用来辨别食物和毒药。

• 味道最好的食物,也最适合你。

• 可以吃次要食物,但是把次要食物作为常态,或者要警惕把次要食物当作主食的行为。

• 按照自然的油表进食,食物的味道会更好。

• 由坏糖上瘾引发的虚假饥饿感,只能通过戒掉坏糖来消除。

GOOD
SUGAR
BAD
SUGAR

第13章

喜爱的
食物

在整本书中，我都使用了"喜爱的食物"这个词，并且承诺读者最终可以随心所欲地吃自己喜爱的食物，想吃多少都行。你不必经历节食，不必特殊训练，不必使用意志力或花招，不会有痛苦和丧失感，就能保持自我期待的体重。

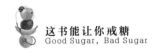
或许直到此刻，还有一些人觉得我是在玩文字游戏，是故意曲解了一些词语的意思，以迎合轻松疗法的目标。

我确实让大家转变对于"喜爱的食物"一词的定义，但这并非轻松疗法的骗局，而是帮助你看清自己被糖束缚的真相。

请记住前面讲过的关于错觉的知识：一旦看清真相，你就不会再被错觉愚弄。轻松疗法为你展现事物的真实面貌，如此一来，你彻底明白了食品行业一直在对你灌输洗脑的观念。

同时，请记住精制糖行业发展壮大的原因：通过复制水果的甜味等手段向我们销售产品，引诱我们大肆吃垃圾食品。随着市场的扩大，销售话术越来越成熟，我们逐渐相信这些垃圾食品就是我们的最爱。但与天然、健康的食物有所不同，加工类碳水和淀粉类碳水不易消化、平淡无味且毫无吸引力，难怪我们现在一团糟。

倘若你对于蔬菜、水果是人类的最爱仍旧心存怀疑，或者认为自己更喜欢奶油蛋糕和巧克力饼干，说明你还没有完全看破假象。让我们仔细看看事实，看看未受洗脑的味觉是什么样子的。

观察人类儿时的举动，可以了解很多关于自然本能的信息。婴儿呱呱坠地后的第一件事，就是用吃母乳来满足饥饿感，这种欲望出于本能，是婴儿能找到的最好食物，而大自然安排婴儿被母乳吸引，以满足婴儿自己的需要。

婴儿逐渐长大，断奶后开始吃固体食物，下一个本能的欲望就是吃蔬菜和水果。而婴儿食品制造商推出各式各样的小罐装混合物，堆满了超市货架，婴儿确实更喜欢吃这种压成泥状的罐装食品。不过遗憾的是，由于经过加工，那些水果罐头通常含有大量坏糖，导致婴儿摄入非天然糖分。

即便是蹒跚学步的婴儿和幼小的孩子，对蔬菜和水果的钟爱也超过其他食品。确实，我们一生中喜爱的食物通常是水果味道的。让你无法抗拒的布丁、蛋糕和甜食，倘若不经过调味吃起来也就不会美味。试想一下，如果把很多食品的口味换成鸡肉或牛肉味，还会好吃吗？咬一口牛肉味的奶油蛋糕，这滋味能想象吗？你会立马吐出来。肉类是后天形成的口味，我们通常会把这种味道加在加工和淀粉类的碳水中，如风味馅饼、意大利面和炸薯片。

我们为甜品增味，加上柠檬、草莓、蓝莓、樱桃、香草、杏仁、番茄、黄瓜等味道，否则这些食物毫无滋味。而这些味道都是从水果、蔬菜、坚果和种子中提取出来的。

提到风味饮料，人们也总能想到蔬菜和水果：胡萝卜汁、橙汁、柠檬汁、酸橙汁、草莓汁、番茄汁、桃汁、菠萝汁、香蕉汁、杧果汁、蔓越莓汁。不仅仅是软饮料，还有配红酒和啤酒的葡萄和啤酒花，在酒里加上刺柏、黑刺李、橙子、柠檬、樱桃、杏子等。

蔬菜和水果比其他食物更能吸引味蕾，这一点无可争辩，大自然如此设计，是因为它们恰好是人体所需营养的重要来源。

刚刚我们观察了小时候的自己，从中学到了很多知识；而接下来，我们一起去观察动物王国中与我们最亲近的物种——黑猩猩，这种观察也能让我们受益颇多。黑猩猩的 DNA 与人类相似度高达98%，且和人类一样都是杂食动物。黑猩猩荤素皆吃，不过它的最爱显然是水果和植物的嫩芽、鲜叶等。一只猩猩的饮食中，以上食物占据 60%，而肉和昆虫仅占 5%。研究发现，雄性猩猩将捕杀动物、

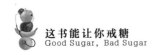
获得肉食视为展示自己英勇的方式，但倘若能够选择，它们宁愿吃水果和树叶。

你肯定不会为黑猩猩的饮食是否足够多样而担心，也不会忧虑它们是否获得了必要的维生素和矿物质，因为黑猩猩明显比人类更强壮、速度更快、更有力量，它们也不存在体重超重问题或是困扰人类的饮食障碍。作为与人类如此接近的物种，难道黑猩猩的饮食没有引发我们的一些思考吗？

下次，当营养学家或医生对你的饮食是否缺乏某些营养或食物（尤其是淀粉类碳水）而喋喋不休时，请你想一想黑猩猩。请记住在动物王国里，除了饮食由人类控制或是受人类污染的那些动物，每个物种都是健壮、健康以及体形完美的。尽管有些动物对于人类来说明显超重，比如大象、河马、海象，但这都是它们为了生存和发展而保持的体格和身材。

羚羊、狮子、老虎、猿、狼、大猩猩、老鹰……与人类相比，它们强壮有力、速度迅猛。与现代人类相比，很多野生动物界的小型动物也算得上是超级巨人了。而且，它们同一物种间的身材、肌肉线条、体形差距不大，而动物可不会锻炼、慢跑和撸铁。除此以外，动物们还有一个重要的相同点——在天然的栖息地，它们不会吃精制糖、加工和淀粉类碳水。

它们完全不会对坏糖上瘾。

刚刚我们说过，在众多选择中黑猩猩更偏爱蔬菜和水果，显然人类也更加偏爱这些。为何如此？因为蔬果符合自然本能的一切要求。下面我们就来真正认识一下蔬菜和水果。它们的好处有以下这些：

既快速又轻松

你在吃蔬菜和水果前无须做什么准备，这些食物容易消化，汲取营养时不会耗尽能量，也不会产生无法轻易处理的垃圾。

营养

蔬果包含让你健康强壮的全部维生素和矿物质，供人快速提取，缩减"吃得足够多"和"满足"之间的时间差，避免饮食过量。

水分

蔬果普遍含有大量水分，这是人体中最重要的营养物质之一。没有水我们很快就会死亡，蔬果为我们提供了一种以固体形式携带水分的方法。

凉爽

不同于其他食物，蔬菜和水果在炎热天气下也可以保持凉爽，止渴充饥。

味道和多样性

无须经过特殊烹制，很多蔬菜和绝大部分水果就能很好吃了。在接受洗脑前，婴儿时期的我们就偏爱这些食物。实际上，蔬果味道丰富，能提供我们一生中最爱的味道。

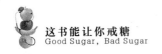

不同于商场里销售的多种多样的谷物、饼干、巧克力棒，每种蔬果都有自己独特的味道，我们可以快速识别出来。

花几分钟看看下面的清单，想象一下这些食物的味道：

- 苹果
- 梨
- 桃
- 香蕉
- 菠萝
- 李子
- 橘子
- 葡萄
- 萨摩蜜橘
- 西瓜
- 杧果
- 杏
- 樱桃
- 猕猴桃
- 石榴
- 草莓
- 覆盆子
- 黑莓
- 蓝莓

- 番茄

- 黄瓜

- 芹菜

- 生菜

- 白菜

- 彩椒

- 南瓜

现代生活有一个很重要的问题需要考虑，那就是金钱。如果你认为高质量、健康的食物比垃圾食品更贵，那么等到你下一次感觉有点饿、想拆包零食的时候，就仔细看看零食的价钱。一根巧克力棒的钱抵得上两个苹果，一小块蛋糕的钱够你买上五六个苹果或者一大包番茄！外出购物的时候自己比对价格，可以一劳永逸地打消水果昂贵的错误观念。

尽管被灌输种种洗脑观念，我们也深知水果对人体有益，而坏糖对人体有害。要是一个人正在病愈阶段，你会给他吃什么？新鲜的水果和蔬菜，还是蛋糕和糖？

我们以为坏糖可以给我们带来某种快乐或精神支撑，于是我们陷入一场拉锯战，既害怕继续吃坏糖的后果，又害怕停止吃坏糖的后果。而赢得拉锯战、治愈坏糖瘾的途径，就是消除对坏糖的欲望。

欲望由吃喝坏糖引起。因此，治愈瘾的方法就是停止大吃坏糖，杀掉小怪物。而轻松、永久实现上述目标的唯一方法，在于先杀掉大怪物。

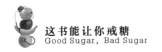
现在，你应该能感觉到你身体内的大怪物已经奄奄一息了，这是你向真理敞开心扉的结果。一旦看清了真相，错觉便败下阵来，我们所展示的证据并非出自轻松疗法，而是那些观察世界的自然主义者和营养学家提供的。

我们对自己喜爱的食物心存疑虑的唯一原因，在于食品行业不择手段地为我们灌输与事实相反的洗脑观念。倘若食品行业未采取上述手段，倘若我们没有接受错误信息，食品行业的规模将不能和今天同日而语。

既得利益者当然希望你能持续对坏糖上瘾，但你要清楚，自己一直以来的"偏爱"不过是没有选择的选择。第一次吃下精制糖、加工类和淀粉类碳水时，你没有发言权，自此以后深受洗脑影响，你才会认为坏糖食物有趣、美味、无法抗拒，让人自在且给人幸福。

扪心自问自己为何阅读这本书，很快你就会发现事实完全相反。现在你知道了坏糖食品和饮料毫无营养价值，味道也平平无奇，而坏糖食物让你联想到的味道恰恰源自我们真正的最爱——水果和蔬菜。

同时你发现，你会认为自己从含糖食品中获得快乐或精神支撑，其原因无非对糖上瘾。

"快乐"不过是小怪物啼哭后暂时得以缓解。倘若一开始就没有小怪物，那就没什么好缓解的了。这感觉就如同整天想要穿挤脚的鞋，目的只是为了体验脱鞋后的放松感。

现在，你已准备好转变洗脑观念，控制自己的饮食方式了。不过在此之前，我们还需要讨论另一种障眼法，那就是：糖的替代品。

本章小结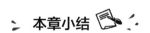

- 在被灌输洗脑观念之前，蔬菜和水果便是吸引我们的食物。

- 水果也是与我们最亲近的物种——黑猩猩最钟爱的食物。

- 蔬果符合自然本能的所有要求。

- 蔬果提供了我们喜爱的味道。

- 蔬果非常容易消化的食物。

- 蔬果能为我们提供能量。

第14章

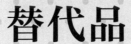

替代品

也许，你觉得自己可以找一个不含热量、却能提供甜味的替代品，这样一切问题就都解决了。但这样做无法治疗你的糖瘾，只会让你越陷越深。

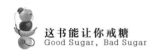
食品行业一向逐利,他们在"节食"食品和饮料中又发现了一大商机——通过添加人工甜味剂,让"节食"食物产生人们渴望的甜味,而不会增加热量。于是,食品行业号称这些食物可以帮人减肥。

尽管理论上似乎行得通,实际上却是一派胡言。首先,作为糖的替代品,"人工甜味剂"一词似乎反向印证了糖的天然性。令人啼笑皆非的是,糖业起诉人工甜味剂制造商的案件时有发生,并对外不断暗示他们的产品更天然,好像糖业的存在十分合理似的!糖可能确实源自天然,但是经过加工后的糖,跟"天然"两个字没什么关系。

不要被名字所迷惑,任何添加在食品、饮料当中增加甜味的物质都是人工甜味剂,糖也包括在内。

你需要思考的是,为何你想让食物变得更甜呢?糖可能让原本平淡的食物变得诱人,但也可能因为自己早已对糖上瘾,觉得自己从含糖食物中可以获得某种快乐或精神支撑。

你可能认为用人工甜味剂替代糖可以治愈糖瘾。要知道,所有戒瘾的流行理论都从两方面着手:身体方面和心理方面。为了阐明替代理论的原理以及为何该理论无法奏效,我将举一个极具说服力的例子——尼古丁成瘾。

帮助病人戒烟的医生常常会使用尼古丁替代疗法(NRT)——比如贴戒烟贴片或者嚼口香糖。或许把它叫作尼古丁维持疗法更为合适,这是香烟行业用来让所有人继续上瘾的共同伎俩。

替代疗法的理论基础认为,戒烟最为困难的地方在于应对心理戒断。该理论认为,心理戒断让戒烟变得更加困难,因为你需要同时戒掉与抽烟有关的种种习惯，即买香烟、拆香烟、点香烟、把烟拿在手里、站在办公室外面等。而如果你通过其他途径继续吸食尼古丁，你就可以集中精力戒掉这个"习惯"，不会因戒断而持续分心，也不会受到香烟中有害毒素的影响。一旦戒掉了"习惯"，接下来你就可以解决心理戒断问题，慢慢减少尼古丁的摄入量，直至完全获得自由。

这方法听起来简单明了，但尼古丁替代疗法是彻头彻尾的失败疗法。同电子烟和其他替代品一样，医疗行业推荐的尼古丁替代疗法只不过让烟民维持对尼古丁的瘾。尼古丁替代疗法的讽刺之处在于，一些烟民明明可以控制自己不吸尼古丁的时候（比如在飞机上、餐厅里），替代疗法却在这时给了他们吸食尼古丁的机会。替代疗法非但没有给烟民逃离牢笼的钥匙，反而把门锁得更紧，烟民往往会吸食更多尼古丁，严重者甚至患上可怕的疾病，这真是世界上最糟的事。

替代理论为何会失败？因为其具有两种致命缺陷：

1. 不是习惯，而是上瘾。

2. 肉体上的瘾很容易戒除，但是 99% 的瘾都是精神上的瘾。

烟民认为自己经历的种种仪式，也是从抽烟中获得的一部分乐趣。他们误以为自己是对这个习惯上瘾，而实际上，他们经历仪式的唯一原因是为了吸食尼古丁。这种从尼古丁中得到快乐或精神支撑的误解，纯粹是大怪物在作祟。

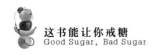
你喜欢打针吗？肯定大多数人都不喜欢。即便是那些可以亲眼看着针头扎进血管也不畏惧的人，也不会觉得从中得到了什么乐趣。海洛因成瘾者却迫不及待地看着针管扎进自己的皮肤，他们并不享受注射的仪式，其目的只不过是为了吸食令人上瘾的毒品。

替代品无法戒断烟民吸食尼古丁的欲望，也无法帮助糖瘾者戒糖。无论你采取哪种方式，但只要是在食物中添加人工甜味剂，结果只会维持大怪物的生命。吃喝坏糖不是习惯，而是一种瘾，杀死两个怪物你才能戒瘾。

从这里，我们可以引出替代理论的第二个缺陷：戒瘾的最大障碍在于肉体的戒断反应。替代理论认为，肉体上的戒断反应太过痛苦，需要循序渐进地减少摄入量。但当你了解了瘾的本质，你就知道人的欲望会越来越多，慢慢减少摄入量，实则令戒瘾更加困难。

采取轻松疗法戒烟成功的烟民都会告诉你，肉体上戒断的痛苦非常轻，几乎察觉不到，几天内就会消失。这些痛苦是由于小怪物死亡造成的感觉，一旦你意识到自己不再受尼古丁的束缚，痛苦就会变成快乐。

杀死小怪物再简单不过了，给它断食，它很快就会死亡，你无须倾注自己全部的注意力或意志力。但要是没能杀死大怪物，小怪物就会很难被杀死。正是大怪物的存在，你才会在没能吸食毒品时产生丧失感和痛苦感。

在杀死小怪物之前，你要戒掉的不是摄入坏糖的"习惯"，而是自己的欲望。倘若你没能消除对坏糖的欲望，即使能维持较长时间的戒瘾，但依然会因为饥饿、压力等因素诱发大怪物的现身，让你产生"我想吃糖"的念头。

对于那些经历过突然戒毒的瘾君子来说，这极为可怕。因为不了解陷阱的本质，他们每次自以为杀死了小怪物，但是突然又产生了吸毒的欲望。而运用轻松疗法的话，在杀死小怪物之前就能消除欲望。

人类对于甜味的欲望是一种天性，我们为有益于身体的食物——水果所吸引。任何用加工替代品替代水果甜味的行为都属于违背了自然本能。

甜味剂作为精制糖的替代品，虽然不含热量，但是对饮食同样会带来负面影响。瘦素激素用来调节胃口，帮助身体代谢。阿斯巴甜代糖和其他甜味剂属于酸，会使身体中瘦素的含量下降35%，对你正确判断饥饿感、身体有效新陈代谢的能力造成灾难性的影响。

另一个替代品为粉状果糖。不要把粉状果糖和水果中富含的天然果糖相混淆，粉状果糖去水、去纤维和其他营养物质，留下类似精制糖的空物质，以和精制糖完全相同的方式作用于你的身体。

饮料中也含有大量人工甜味剂。酒精、汽水、甜果汁饮料、加工类果汁都是为了满足人们对于甜的欲望，而这一欲望由食用坏糖所引发。

关于人工甜味剂安全性的研究早已表明，不可以将上述物质视为无害食物，这些物质很可能比糖的危害还要大。在真正了解上述物质对人体的影响之前，仍有很多工作要做。

推荐病人使用尼古丁替代品的医生常常会说："就算替代品没能让你戒瘾，至少也没让你吸入与烟相关的有害毒素啊。"但换句话说，

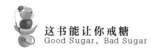
他们帮助你戒毒的方法，是让你对另一种毒品上瘾。

"人工甜味剂"与上述理论相同，是为你提供不含有害热量的甜味。实际上，很多甜味剂对人体的危害程度更大，但这并非替代理论破绽百出的核心原因。

烟民戒烟的最重要一点在于，他们想摆脱尼古丁上瘾的束缚。当然还有很多其他的原因，比如健康、金钱、清洁感，但是戒烟失败后让烟民最痛苦不已的，则是被尼古丁束缚产生的挫败感和无助感。坏糖上瘾也是一个道理。超重等因素会成为糖尿病患者的恐惧所在，但是他们上瘾真正的痛苦之处，在于发现控制不住自己后所产生的挫败感和自尊心丧失。

使用替代品，不过是一场瘾的交易，你将一辈子受其奴役。

一些用意志力成功戒烟的烟民会奖励自己糖果、巧克力等替代品。反之亦然，节食的人会开始吸烟，把香烟视为自己戒糖的奖励。但事实上，他们换汤不换药，都是在以一个新问题去代替另一个老问题。最后的结果就是，他们既对尼古丁上瘾，又对坏糖上瘾。

无论用什么替代品，所有替代品的弊端在于让你的错觉根深蒂固，即：你为戒瘾做出了牺牲。

在本章之始，我们提出了一个问题：你为何想让食物变得更甜？现在让我们来做个回答吧。

有很多味道不错的天然食物，无须经过人工干预就已经很健康了。也有很多现成的饮品，新鲜、止渴、营养价值高，关键是还源自天然。既然如此，为何人们要生产没什么味道的二流食物，并且只靠添加人工物质来增添风味呢？当然，这仅仅是你做出的选择，并非就是你最爱的饮食方式。而我们之所以对此习以为常，不觉得自己的选择哪里不对，是因为我们已经被深深洗脑。换句话说，让食物、饮品变甜的唯一原因在于上瘾。

当你看破假象，你会想要一种完全不加人工甜味剂的饮食方式。实现这个目标很简单，那就是戒瘾！这才是唯一的替代方法！

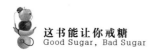

本章小结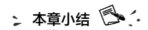

• 糖瘾问题不是习惯，而是一种瘾。

• 瘾 1% 作用于身体，99% 作用于心理。

• 替代品深化了关于坏糖的错觉，让人觉得自己为戒瘾做出了牺牲。

• 继续当糖瘾者，无异于为了体验脱鞋后的解脱感而故意穿挤脚的鞋子。

• 不要认为人工甜味剂对身体无害，更不要认为甜味剂能帮助你获得自由。

• 想让食物和饮品变甜的唯一原因在于上瘾。

第15章

转变
洗脑观念

正确看待食物的好与坏，转变所有洗脑观念。

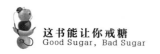

食品行业像一辆行驶在错误轨道上的失控火车。火车体型庞大，动力很足，汽笛震耳欲聋，没人能阻止它前进。也许你会想，面对如此不可抗拒的力量，人们该如何轻松转变洗脑观念呢？其中有一个很简单易行的关键词：为自己而转变。

阻止食品行业并非你的责任，这也不是我们的目的。本书的目的在于让你戒掉坏糖的瘾，享受自己的饮食方式。不要考虑其他人，我们讨论的是你怎么获得真正的快乐，你才是最重要的那个人。其他的糖瘾者可以照顾好自己，毕竟这本书几乎在全球都能买到。

把这个任务当作你与糖瘾的最后决战吧。每次遇到困难，你都会给自己加油打气。现在，你只需考虑自己的处境，意识到自己已经被洗脑了，而一旦承认这点，你的悟性会迅速提升。下一步，就是下定决心采取行动。

从读这本书开始，你已经取得了很大的进展。你已经打开了思路，理解了书本的内容，你没有将书扔向房间的角落、转头屈从于不快乐饮食的真正原因在于——你想要看清真相。这一点很重要。

正是轻松疗法背后的逻辑促使你可以采取行动。

转变洗脑观念并不复杂，甚至可以说是异常轻松，你只需要打开思路，做到两件事情。

第一件事，花点时间看看大自然为你设计的食物吧，把它们看作由美妙、健康的包装包裹起来的东西。切开一个熟透的、饱满的、鲜艳欲滴的桃、橘子、菠萝或梨，闻一闻那四溢的芳香，感受自己一想到那美味就垂涎欲滴的感觉，看看那凉爽、新鲜的果汁，体会身体即将获得的能量和营养，无须花费多少时间精力，也不会造成什么浪费。

尝一尝以前没有吃过的水果，尝试商店里目前的各个品种。尝一尝杧果、猕猴桃、百香果、石榴以及各种各样的莓，还有那些新奇的外国水果。每一种水果都有独特的外表、香味、触感和味道，每一种水果都富含营养和能量。

再试试大量新鲜、美味、富有营养、水分充足的蔬菜。你可以试试胡萝卜、卷心菜、生菜、萝卜、菜花、西红柿、甜椒、蘑菇、西兰花、菠菜等蔬菜。这些蔬菜吃起来原汁原味，相互搭配可以做出富有营养的美味佳肴。

当你尝试了多种多样的新鲜蔬果，饭菜的选择也更加多样。要是你之前还担心戒掉坏糖会让饭菜少了许多选择，现在就可以把这种忧虑放到一边了。

第二件事，花些时间，看看那些你自认为最爱的食物的本来面目。你很快就能知道，你是如何将垃圾食品视为心头好的。分析那些广告，仔细想想广告告诉你的真正信息是什么，发现他们是如何通过文字技巧以及能分散注意力的图片来掩盖真相的。

所有烹饪过的加工食品吃上去都很乏味，除非添加水果或初级食品以增添风味。试试不加油、调料、酱汁的意大利面，不加黄油、果酱、夹心或配料的面包。或者削个土豆，把它煮熟，不加黄油、调料或酱汁地吃下这个土豆。坦诚地问问自己：这尝起来美味吗？

现在你应该完全赞同，吃真正健康食品获得的真正快乐，与吃坏糖自以为得到的快乐相差甚远。上述观点很容易验证，大多数人接受这一观点也没有什么困难，但依然存在一部分人直到这个阶段，

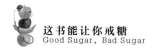

还在担心戒瘾会产生丧失感。

尽管他们知道没什么东西比新鲜的蔬果味道更好，却仍然害怕自己"放弃"坏糖后会错过些什么。运用意志力戒瘾的烟民也会产生相似的恐惧感，他们担心自己一旦戒烟就没法再集中注意力，或者不能再适应社交场合。这是因为他们尚未真正理解瘾之陷阱，仍然深信自己会有所牺牲。

饮食存在问题的人也会产生同样的错误联想，并且原因相同。也许你由蛋糕、饼干、冰激凌和甜点联想到了朋友的聚会，认为没有这些"零食"的场合会有所不同。也许你喜欢在通勤的路上买一根巧克力棒，担心没有它的话这一路会乏味无聊。

也许你将加工类和淀粉类碳水视为饮食中重要的、划算的、果腹的环节？也许你在想，没有这些食物怎么可能"吃得饱"？不过，你可曾想过，从没有任何营养价值的食物中追求"饱腹感"是毫无意义的，而这恰好是你上瘾的明显症状。

还可能，你在担忧不给家人吃这些"食物"会引发麻烦，不过，你真的愿意给他们吃那些你现在已经视为垃圾、有害且让人上瘾的食品吗？倘若你需要照顾诸如狮子、黑猩猩、羚羊等美丽的野生动物，你会不喂它们在自然本能中的最爱，反而选择意大利面、薯条等作为主要饲料吗？

为何我们对情况了如指掌，却还是会想要这么做呢？由此你也可以体会到，我们忽视自然本能、被洗脑观念影响的情况是多么根深蒂固。

事实上，我们在长时间吃垃圾食品后仍然能够幸存，足以证明了人体的坚韧和健壮。日复一日、年复一年，我们的身体努力地处理着吃下去的垃圾。

你一周吃多少糕点？多少意大利面？多少糖果？在脑海中想象一下这些食品。想象一下一周的摄入量，再算算每种食品一年的摄入量。除去油脂、酱汁、调料，想象一下自己的身体要不停地消化这些非天然、不健康、伤身且令人上瘾的食物，而不是那些营养、健康且天然的蔬果。只需想想这些精制糖、加工类和淀粉类碳水"食品"的物理重量、体积和不易消化的程度，你就不难推测出身体最后会超负荷。最终，我们无法消化这些毒药时，身体就会显现出受到损害的迹象。

倘若用美味、易消化的蔬果替代上述高糖食物和毒药，肉体和精神上的负担就能减轻许多。

很多人已经开始寻求扭转乾坤的方式。数以千计的人们发现，减肥和戒坏糖可以缓解 2 型糖尿病，更有数百万的人恍然大悟，原来食品公司一直蛊惑人们对坏糖上瘾以从中牟利，医药行业从给我们开一辈子的药当中赚得盆满钵满，这种"合谋"简直令人震惊：一个为我们开具让人生病的毒药，另一个为我们提供能继续服用毒药的"药物"。然而，只需改变饮食、吃回健康，我们就能治疗上述病症。直到近期，大部分医务人员才逐渐看清真相，主流人群对于 2 型糖尿病和节食的看法也开始转变。

不要人为夸大坏糖的作用。有些人为了朋友聚会，费尽心思烘焙蛋糕和饼干，他们将聚会的圆满举办归功于烘焙的质量。但通常营造快乐的社交场合并不在于食物，而在于陪伴。还有些人误把食

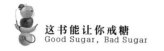
物当作人们快乐的源泉，这是因为他们从食物联想到了快乐的场合。

如果把聚会或者其他社交场合上的人全都换成你不喜欢的人，你会因为有蛋糕和饼干就变得开心了吗？不会的，你会感受到加倍的痛苦。相反，即使没有蛋糕和饼干，但是只要现场有你最喜爱的人，这个场合依旧会让你快乐。真相是，你在这些场合部分缓解了对坏糖的渴望，于是你以为是坏糖让你快乐。也正因此，分辨真正的快乐和虚假的快乐对你来说至关重要。

对刺激物的依赖性增加，虚假的快乐也就会减少，你误以为自己得到了某些好处，但代价是给自己造成了难以估量的伤害。真正的快乐应该是没有坏处的，会带来持久的快乐和身体上的好处。倘若可以从真正的快乐和虚假的快乐中二选一，一直有益的快乐难道不是更好、更合理的选择吗？

通勤路上的那根巧克力棒是虚假的精神支撑。路程枯燥乏味，你感觉焦躁不安，巧克力棒似乎能让你放松下来，让你在旅途中思考一些事情，好像很愉快。不过试想一下，要是一根巧克力棒不足以支撑整段路程呢？你有两种选择，一是把巧克力棒拆开，一点点吃，以撑过整段路程；二是一次性吃光，剩下的路程都在"再吃一根"的期待中度过。

你应该确实见过那么一些人，他们能把甜食留得很久，甚至你自己可能也这么做过。但是当吞下第一口食物后，你会很快又想咬第二口，但因为知道路程很长，于是你控制住自己的欲望。几分钟内，你一直琢磨着什么时候吃第二口，这段时间里，你的注意力都在这样东西上，满脑子都是想着再吃一口巧克力。等到你吃下了最后一口巧克力，心中深感解脱，以至于尝都没尝就吞了下去。

你需要明白，并不是巧克力棒缓解了回家路上的不安感，恰恰是巧克力棒让你产生了这种感觉。当你摆脱了坏糖瘾的束缚，回家路上会更加放松，而且，有很多转移注意力的方式，比如读书、看报，甚至必要的时候赶赶工作，总之，享受和舒适将成为路程上的常态。即使通勤路上感到饥饿，也有无数现成、方便携带、方便食用的水果可供你选择。

除了巧克力棒、布丁和蛋糕，要摆脱坏糖瘾，意味着还有很多食物不能吃。一旦戒掉了坏糖，无糖的生活将是你能想象到的最自然、最轻松的生活方式。

一切所谓的由坏糖联想到的快乐，都是洗脑观念和瘾造成的。当你摆脱了大怪物的控制，摧毁了小怪物，你会惊讶于生活变得竟然如此愉快。你会更加放松、更具活力、更加自在、更加健康。换句话说，你没有任何损失，却会收获一切。

转变洗脑观点，我们得以获得全新的心态。在很小的时候，在你还没有理解能力的时候，你已经深受洗脑影响，认为自己爱吃蛋糕、饼干、糖果、意大利面、薯条等坏糖食物，但你要清楚这些食物并不爱你。小时候我们就知道坏糖的危害，将坏糖与肥胖、蛀牙挂钩，所以，从来就不存在坏糖对人体无害的错觉，现在你需要更进一步，坦诚承认坏糖毫无益处。

当你看清这点，你对含糖食品的欲望会很快消失，所有阻止这辆失控火车的想法都会被获得自由的快乐所取代。

想要放开心态，必然先要承认洗脑观念确实存在，且自己深受

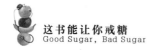

洗脑观念的荼毒，现在是时候要看清事物的本质了。养成习惯分析所有的食物，尤其是加工类食物，并且问自己是否真的想摄入这些食物，你或许会惊讶于自己冒出很多想法是如此自然，但这种感觉是合乎逻辑的：你正重新拥抱自然本能。

随心所欲地吃你最爱的食物，保持自己想要的体重，你无须减肥、特殊锻炼、运用意志力，也没有丧失感。

下一步，你就要做出承诺并采取行动了。而这也就引出了最令人激动的第十一条指令：

此刻就勇敢去做那些能帮你戒糖的事，你会感谢自己的！

本章小结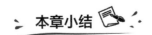

• 戒掉坏糖并不是让你改变食品行业，而是让你改变自己的生活。

• 想要转变洗脑观念，首先要承认自己被洗脑了。

• 花时间看看好食物、坏食物的真面目。

• 放手去做，勇敢去做那些能帮你戒糖的事！你没有任何损失，却会收获一切。

控 制

你已经发现了摆脱坏糖瘾的各种原理。现在，是时候将这些原理付诸实践了。

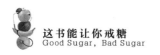
　　瘾的原理一：你知道自己之所以无法控制吃糖的行为，全是因为对坏糖上瘾。瘾是吃糖和被洗脑的产物，你从不记事时就已经上了瘾，现在是你第一次正式解决瘾的问题。

　　瘾的原理二：你知道需要杀死两个怪物才能实现永久戒瘾：一个是身体中叫嚣着要吃糖的小怪物，另一个是脑海中让你误以为糖能给你带来快乐或精神支撑的大怪物。

　　瘾的原理三：你知道瘾1%作用于身体，99%作用于精神。身体上的欲望几乎察觉不到，恰恰是洗脑观念造成了你的恐慌。杀死迫切想要吃糖的小怪物轻松无比，不过，首先需要摧毁脑海中隐藏的大怪物。

　　瘾的原理四：你知道戒瘾无须意志力。正相反，运用意志力戒瘾法反而无法实现自由。当你开始意志上的斗争，进行一场拉锯战时，你会一边害怕自己持续吃坏糖，另一边又担心没有坏糖的生活会产生丧失和痛苦感。你要明白吃坏糖并非大自然给你的天然赠予，坏糖对你没有任何好处，你必须打消坏糖带来快乐的错误念头，这样才能轻而易举赢得拉锯战。

　　瘾的原理五：你知道除了那些饮食受人类控制或被人污染的动物，人类是患有饮食障碍、肥胖和糖尿病等饮食问题的唯一物种，因为人类总是妄图用智能凌驾本能，而本能是告诉你何种食物益于身体的最权威专家。一个证据就是，动物们虽然身处野外，免费的食物取之不尽，但是它们根本不会超重。

瘾的原理六：你知道从来就不存在让人易于上瘾的基因，也不存在成瘾型人格，上瘾的唯一原因在于服用了成瘾型物质。通过轻松疗法，戒瘾其实很容易。

瘾的原理七：你知道自己多年来被灌输了洗脑观念却不自知。转变洗脑观念十分简单，你只需打开思路，看清事物的本质。

瘾的原理八：你知道自己不需要替代品。替代理论破绽百出，替代品只会让人一直上瘾，导致戒瘾更难。

瘾的原理九：你知道自己没什么好害怕的。戒掉对坏糖的瘾，你无须牺牲任何东西，却获得了比想象中更多的益处。少了精制糖、加工类和淀粉类碳水，你变得更具活力，更加健康，更容易放松自己、集中注意力，更加享受社交场合。最重要的是，你不再拥有被束缚之感。

上述关于瘾的九个原理，能帮助瘾君子们走出迷宫，通向自由。倘若你对此还有疑惑，可以翻到前面，重温相关章节。现在，你已经在短时间内取得很大的进展，马上就要完成逃离之旅了，不要以"害怕狱外生活的囚犯心态"走出去，而是要带着必胜和喜悦之心。

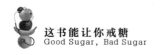

除了明白瘾的原理外，你还学会了如何运用自然本能享受健康的饮食。

享受饮食原则之一： 你知道哪种食物最好吃——新鲜的蔬果、坚果和种子。你也知道，这些食物才是最适合人类的食物。人们可以摄入天然状态下的食物，不仅易于消化，还能提供人体所需的全部营养，这些才是我们真正喜爱的食物。

享受饮食原则之二： 你知道让人类吃饱并且心情变好的最佳方式，在于吃原生态的、水分充足的食物。

享受饮食原则之三： 你知道要当心过咸的坚果和种子。吃这些坚果和种子会增加盐的摄入量，容易带来健康问题。因此，不要吃太咸的坚果和种子，你那已经恢复的味觉会对你的选择感激不尽！

享受饮食原则之四： 你知道不能吃哪些食物——加工食品、加工类和淀粉类碳水，以及其他含有坏糖的食物。你无须完全戒掉肉类等次要食物，但是不要把它们当作主菜，当你确实想吃次要食物时，你可以少盛一点，顺便配上大量的新鲜蔬菜。

享受饮食原则之五： 精制糖就是空碳水，能提供热量，但是基本不具备营养价值。精制糖和意大利面、面包等加工类碳水相同，而土豆属于淀粉类碳水，也会使血糖上升。上述食品都属于坏糖食物，会使你对坏糖上瘾。

享受饮食原则之六：很多喝饮料的人或许也十分健康强壮，不过，假如你存在"坏糖"问题，那么喝饮料对你来说就是个大问题。榨汁或在冰沙等饮料中被混合打碎的水果看似挺健康，但都会产生人体难以消化的糖弹，改变水果本来的平衡。榨汁、混合都属于加工过程，榨汁会破坏纤维，打碎的纤维对你的血糖水平也会造成极其严重的影响，喝半品脱（约合280毫升）果汁或冰沙会让消化系统充满糖分，这都不是享受你喜爱食物的最天然方式，而吃水果则不然。水果的一个特点就是富含纤维，纤维能减缓果糖在血液中代谢的速度。大多数人一次会吃 1～2 个橙子，但制作一品脱（约合560毫升）橙汁需要放入 13～15 个橙子，这意味着正常大小的一杯果汁需放入 4～5 个橙子，身体吸收的果糖量是平常的 2 倍～4 倍。

摄入凉爽、新鲜、营养价值高的果汁最好的办法就是吃水果。在戒掉坏糖的几天内，你就会发现，自己已经不会再被加工过的、超甜的果汁吸引了。

享受饮食原则之七：你和你的孩子都不需要功能饮料，无论它们宣称喝下后人们有多活力四射。最悲哀的场景，便是看到孩子们在上学的路上拿着含有坏糖和咖啡因的功能饮料，甚至把这些饮料当作早餐。这不仅非常奇怪，还非常危险，影响孩子健康的方方面面。有报告称，青少年为了抵消每天饮用的功能饮料的影响，会转而吸食大麻。

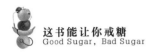
享受饮食原则之八：去除水分的果干富含糖分。吃几个新鲜的杏子和吃几个干杏的效果迥然不同，大多数人在吃干杏时，会把一整袋都一次性吃掉，倘若干杏的含糖量与新鲜杏子的含糖量相等，情况就已经够糟糕了，更何况干杏的含糖量是新鲜杏的 12 倍。浓缩的不只是含糖量，还有纤维，脱水后的水果很难消化。简而言之，果干是另一种加工食品，在加工过程中甜度已经发生变化。一旦你摆脱了坏糖，味蕾就会发生很大的变化，你不会再追求果干那种程度的甜味。

享受饮食原则之九：尽管多数酒精饮料被归类到了酒，但是里面也添加了糖。酒精饮料不会使糖瘾加重，但对血糖水平会带来负面影响。酗酒的人普遍发现，酒会损害胰岛素的功能，导致血糖快速上升。即便你并非经常饮酒，偶尔的酗酒也会导致胰岛素上升，进而导致血糖降低。尤其在运动过后空腹喝酒，会损害血糖恢复到健康水平的能力。对于需要戒糖的人们来说，戒酒会给他们带来新的惊喜。如果你在这方面有困难，还可以阅读亚伦·卡尔关于戒酒的专著。

上面我们介绍了享受饮食的九条原则，这些原则都能帮助我们彻底脱离坏糖。完全戒瘾十分重要。就拿戒烟来说，减少吸烟的频率起不到作用，反而会使情况恶化。戒掉尼古丁瘾的唯一办法，就在于停止摄入尼古丁。

而糖瘾的情况更为复杂。许多食物中添加糖、加工类和淀粉类碳水，除非只吃水果和蔬菜，否则避免偶然摄入少量的坏糖几乎不可能。我并不提倡只吃水果和蔬菜，因为事情的关键还是在于戒瘾，一旦你摆脱了坏糖陷阱，你会发现自己对次要食物的欲望会减少。

在第五章我们已经向你解释过，糖是如何引起血糖上升而令你上瘾，还介绍了血糖下降后会产生的空虚感。这些都是瘾的作用，因此，我们要避免吃引起血糖上升的食物。

升糖指数 (GI) 能告诉你上述情况。升糖指数可以测量所有食物引发血糖上升的数值，与其一同测量的通常还有另一个被称为血糖负荷 (GL) 的指标，血糖负荷通过计算食物中的碳水比例，从而提供提高血糖水平更精确的数值。打个比方，西瓜的 GI 值高达 72，但是 GL 值只有 4。

根据 GL 指南，0 ～ 10 属于低水平，11 ～ 19 属于中间水平，超过 20 属于高水平。GL 值最低的食物，就是对血糖最友好的食物。我们应该避免食用大多数 GL 值在中等偏高水平的食物，包括：

· 早餐麦片
· 白色面食
· 白米饭
· 面包
· 葡萄干
· 土豆
· 汽水

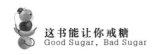
上述食物都会导致血糖异常上升，我们需要尽量避免吃这些食物。除此以外，以下这些富含精制糖的食物也位居 GL 的榜单前段：

· 蛋糕

· 饼干

· 点心

· 糖果

· 甜点

换句话说，这些所谓的"美味"，是我们从小受洗脑观念而错认为最爱的食物。但现在你已经知道了，这些都不是你的最爱，它们根本就不好吃！吃下这些食物只能暂时喂饱小怪物，产生快乐的错觉。

你无须再用这些食物毒害自己了，也无须使用意志力戒瘾，更不会因为没法吃这些食物而产生丧失感和痛苦，你不会为此而难过，反而会无比开心，因为你不必再受这些食物的禁锢。

由此，我们总结出轻松戒糖法的第十二条指令，也是最后一条指令：

GL 和 GL 等各种数值只是参考，你最该记住的，是让自己摆脱对坏糖的瘾。

　　你要确保自己能戒掉爱吃精制糖食物、加工类和淀粉类碳水食物的习惯，这几乎包括了所有的预制菜和加工食品。

　　戒瘾的早期，你会感受到小怪物的啼哭，千万不要靠吃坏糖来阻止它啼哭，你根本无须做任何反应。你可以什么也不做，袖手旁观地享受这种感觉，等到你毫无痛苦的时候，小怪物已经奄奄一息了。

　　人体是一台神奇的机器，但它并不像汽车一样加错了油就会很快停下。只要遵循本能，将自然本能规定的最爱食物作为饮食的基础，你是可以继续随心所欲吃些次要食物的。但当你越来越适应本能后，你对次要食物的欲望就会下降。

　　我们的目的，在于戒掉你对坏糖的瘾。因此，避免吃引起血糖上升的食物十分重要，这么做能快速杀死小怪物。

　　倘若你不小心吃到含有坏糖的食物，又或者因为一些特殊原因而经历了疯狂时刻，也不要慌张。这并不能说明你仍然对糖上瘾，也不代表你将重启糖瘾。你可能会暂时唤醒小怪物，不过倘若你已经杀死了大怪物，你只需忘记过去，提醒自己糖无法带来快乐或精神支撑，你就可以继续享受不吃坏糖带来的自由。让你再次上瘾的唯一途径，就是让大怪物重新溜进脑海。

　　话虽如此，但也不要放纵自己，更不要滥用上述方法。这就像车上的安全带一样，不能通过乱开车来反复验证其救命功能。

　　对于大多数人来说，日常饮食是最关注的方面。前面我们已经说过，你只需在饥饿的时候吃饭。或许你觉得这一点不现实，因为多数人习惯了一日三餐。因此，如何调整日常饮食，才能做到在饿的时候吃东西呢？

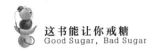

　　其实，你无须调整日常饮食，因为它早已符合消化系统的自然周期。传统工作日模式中，我们会在上班前吃饭、中午吃饭、晚饭前下班，这种模式让人在餐与餐之间建立饥饿感，尽量享受每一顿饭。一个重要的事实是，我们并不是用吃饭来适应工作日的作息，而是用工作日的作息来适应我们对吃饭的需求。

　　此外，饥饿感是有弹性的，我们在大多数时间里甚至意识不到饥饿感。即便意识到饥饿感，我们也会容忍饥饿，一直等到方便吃饭的时候再吃。要是你忙于工作或正在兴头上，你不会发现自己有饿的感觉，就算食物的香味吸引了你的注意，也不会影响你的计划，更不会让你感到难受。相反，你会享受自己越来越饿的时光，饥饿持续得越久，食物就越美味。你甚至都没有意识到，这种持续饥饿的能力能让你更灵活地进食。

　　关于吃饭问题，我们还将给出以下几点建议：

　　关于吃饭的建议一： 在你真正饥饿的时候，就是你该吃饭的时候。只有在饥饿的时候，吃饭才会真正快乐。暴饮暴食是在你不饿的时候吃饭，且不会产生满足感。现在，你已经明白对精制糖、加工类和淀粉类碳水上瘾会产生虚假的饥饿感。

　　关于吃饭的建议二： 你饱腹的时候，就是你该停止吃饭的时候。你明白饭要吃得慢，才能给身体吸收营养的时间。你也知道，倘若吃无法提供营养的坏糖食物，饥饿感就永远无法消除。当你吃自己最爱的食物时，你能获得所需的营养，身体油表也会显示你已吃饱。

关于吃饭的建议三：你要是计划减肥，没必要设定一个目标体重。野生动物从不这么做，它们也从未超重。当你看到镜子中的自己感到非常开心，并且觉得自己状态良好时，你便已经达到了理想体重。

关于吃饭的建议四：你知道节食会让你产生丧失感，因此通过节食来减肥是不起作用的。运用轻松疗法，你可以达到理想体重，没有丧失感或痛苦感，充分享受每一餐。

关于吃饭的建议五：不要害怕饥饿。遵循自然本能，你会明白消除饥饿感是一大乐事，也是你余生每天都享受的事情。重要的是，你要规划好吃饭的时间、饭量以及食材来满足自己的需求。倘若午饭时间不饿，就不要强迫自己进食。一日三餐要健康、愉悦地饮食，但这种情况并非适合所有人。关注自己的天然油表，"在饥饿的时候吃饭"才是黄金准则。油表也因人而异，你需要找到适合自己的油表。

一日三餐适用于大多数人，因为这种模式给人们足够的时间建立饥饿感，不过前提是在餐与餐之间不吃东西。成天吃东西的人认为，是天性让他们像食草动物一样不停地吃饭，但人类并不是食草动物，大自然中的黑猩猩不吃草，山羊倒是吃草，可是我们显然同黑猩猩有着更多的共性。人们一直吃东西的原因在于一直感到饥饿，而这是由于吃了错误的食物，这些食物无法满足身体的营养需求。吃那些专门为你设计的食物吧，你会发现一直想吃东西的欲望很快就会

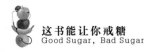

消失。

现在，你已经打开了思路，接受了很多新的想法，当初刚刚翻开这本书时的疑惑，早已被明晰的逻辑取代。你已经准备好迎接惊人的改变了！

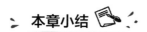

本章小结

- 现在你已经掌握了所有能让你轻松、永久戒瘾的知识。

- 远离精制糖、加工类和淀粉类食物。

- 酒精会影响血糖水平。

- 摄入果汁最好的方式就是吃水果。

- 要是在饮食上犯了错，不要恐慌，但也不要默许自己一直犯错。

- 规划好吃饭的时间、饭量以及食材，由此满足自己的需求。

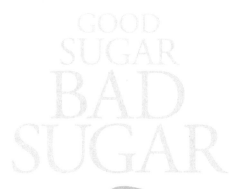

第17章

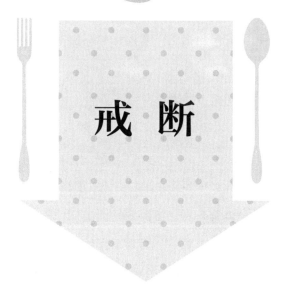

戒 断

使用轻松疗法戒瘾后，所有的戒断感都是一种快乐。

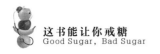
马上，你就要郑重发誓自己不会再爱吃坏糖了。但在那之前，我们还需解决瘾的最后一个问题：戒断。

体内的毒品会让你产生空虚和不安感，再次吸食毒品时，这种感觉能得到缓解，让你产生"高潮"或"振奋"感，这就是瘾的循环。

在上述过程中，你可能担心戒断坏糖的行为会带来肉体上的严峻挑战，那么，你需要了解两点关于戒断的尝试：

1. 你早就知道戒断的感觉。每天吃完坏糖后，你都会体验到这种感觉。

2. 倘若成瘾者坚信自己丧失了什么东西，或者做出了牺牲，就会倍感折磨。

每当你摄入坏糖（一天至少6次，还可能更多），你的血糖就会快速上升，经过身体调节后，血糖才逐渐降低，随之而来的是轻微的不安感、焦躁感或疲惫感——因为小怪物想吃更多的坏糖。这种感觉微不足道，几乎无法察觉，这种感觉称为戒断感。

对身体上戒断症状的恐惧，足以使很多人打消戒瘾的念头，但是对于绝大多数人来说，最需要戒断的是心理上的依赖性，而非身体上的依赖性。运用轻松疗法，你可以完全掌握其中诀窍。

你可能听说过戒断的症状：

· 极度焦躁

· 易怒

- 情绪多变

- 极度紧张

- 抑郁

- 困惑

　　尽管上述很多症状会以身体状况表现出来，但源头并不在身体，而是心理。这些症状是每个瘾君子上瘾时多多少少都会经历的，由精神上的丧失感所引起。瘾君子经历了戒断的轻微不适（小怪物），而这种不适感会产生丧失感，激发出一种强烈的渴望，很多人会在心中咆哮："我想要……我吃不到……啊啊啊！"

　　上述想法就像一场爆发的脾气，会导致人产生真正的不快，而非身体上的戒断。倘若你能明白自己从坏糖中一无所获，没有快乐，没有享受，也没有好处，你就不会想要坏糖了。一旦没有了这种欲望，你自然也不会产生情绪爆发般的疯狂念头。

　　有些人戒掉坏糖后确实会出现轻微的症状，如头疼、略有不安、焦躁或疲惫感，但是这种感觉极其轻微，不会让你产生恐慌感。实际上，你可能根本都没注意到自己的这种感觉。

　　即便你察觉到上述轻微的症状，为了得到自由和一个崭新的自己，忍受几天也是值得的。

　　你要时刻记得，是上一次吃的坏糖让自己产生了上述感觉，而且，即使再吃下坏糖也无法缓解这种感觉。只要理解了这点，你就会发现戒糖轻松无比，你不会产生任何的丧失感，身体上的症状也会消失不见。而如果你继续吃坏糖的话，余生就都要忍受那种空虚和不

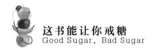

安的感觉。

即使你用轻松疗法一劳永逸地戒掉了糖瘾，但在接下来的几天内，你可能还会产生轻微的欲望。不要担心，做出改变需要时间，所有的改变都是这样，就像换新房、开新车一样。这时，请提醒自己这不是身体上的疼痛，而是小怪物渴望被投喂的微弱啼哭。

在你第一次吃坏糖的时候，小怪物就诞生了，此后它每顿都以坏糖食物或饮料为食，一旦你停止摄入坏糖，切断了它的食物来源，怪物就会死亡。但是，在它垂死挣扎之际，会引诱你继续喂食，你要善于发现这种感觉，并在脑海里浮现出怪物越来越虚弱的画面，享受这种把它饿死的过程，这对你来说，是了不起的成就，比拥有百万美金还令人兴奋。

在这里，我要给那些接受药物治疗、血压治疗或任何受节食和快速减肥药物影响的 2 型糖尿病患者一个重要建议：

要是你正在接受药物治疗，务必跟你的医生谈谈。这一点尤为重要，因为他要参与监测并调整药物的过程。面对医生态度要坚决一些，他们很可能拒绝你改变饮食的方案。但现在，已经有越来越多的医生发现这种方法不仅颇具可操作性，而且无比轻松。但是，依然有很多医生排斥这种做法。你需要向他们解释你要做的事，寻求他们的支持，让他们基于你的方案给出监测并调整药物的建议。

我们究竟何时才能说自己在戒糖治疗中真的痊愈了呢？好消息是，运用轻松疗法，从吃完最后的坏糖的那一刻起，你会开始享受戒掉坏糖瘾的真正快乐。轻松疗法不同于意志力戒瘾法，无须等待那不可能发生的事情。

但是，身体上的戒断感仍然需要几天时间消化。在这期间，运用意志力戒瘾法的人，会因为失去了自认为的快乐或精神支撑而备受困扰。大概 3 周后，他们会突然意识到自己已经有段时间没想过坏糖了，这种感觉令人激动，但也分外危险。

为何危险？因为他们的观念是从"没有糖的生活总是痛苦不堪"转变为了"时间会解决问题"，他们觉得这种转变十分奇妙，并且深信这是解决问题的必备解药。因为这种误解，他们会认为"是时候庆祝一下了"，这个时候他们奖励自己一点糖，似乎再正常不过了。

但是，显而易见，这个时候的大怪物还活着。也因此，他们仍然会相信自己丧失了某种快乐。倘若他们真的因为相信上述观点吃下坏糖，会发现一点也不值得，自己既没有收获快乐，也没有获得精神支撑，坏糖只部分地缓解了内心的戒断感。

但是，只一次坏糖就足以使小怪物复活了。恐慌感会再次降临，人们不想功亏一篑，于是运用全部的意志力，确保自己不再被欲望牵着鼻子走。可是过了一会儿，同样的情况再次发生，他们重获信心，"只吃一点点"的诱惑再次抬头。这次他们可以告诉自己："上次我吃了坏糖，并没有上瘾，这次再吃一点又能有什么危害？"于是，他们重新回到了糖之陷阱。

这一幕是否似曾相识？用意志力戒糖的人几乎都经历过上述情况。而运用轻松疗法的话，当你发现自己有一会儿没有想过坏糖，第一个念头不是用吃喝坏糖来自我庆祝，而是心中发出欢呼："哈哈！我自由了！"

你没有丧失感。因为你已经充分理解所有轻微的感觉都是戒断

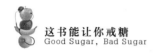
反应带来的影响，而这种戒断反应对身体是无害的。吃喝坏糖的念头纯粹是因为多年的洗脑所致，从吃完最后一顿坏糖的那一刻起，你就可以放松了，你会想着"太棒了！妙极了！我现在自由了"，而不是"我想吃点糖，可我吃不到"。

用意志力戒瘾的瘾君子，永远无法笃定地说出上面的自由宣言。他们永远无法确信自己是否戒了瘾，他们只能等待着欲望自行消失，希望哪天醒来发现自己不想吸毒了。

依赖意志力戒糖的人为自己设定了一个目标：余生永远不吃坏糖。但是，他们如何知道自己能达到上述目标呢？只能用余生的时间去等待，难怪他们从未感到自由。

不过要是你知道自己逃离了一个糟糕的陷阱，一个危害未来生活维度、质量和幸福感的陷阱，一个偷取能量、夺走自尊、健康和活力的陷阱，一个让你内疚、羞愧和尴尬的陷阱——当你逃离了这样的一个陷阱，你会什么时候感到欣喜不已？

当然是立刻，马上！你不需要等上几天、几周或是几个月。从你决定再也不沉迷坏糖的那一刻，从你重获自由的那一瞬间，你就会欢天喜地了。

很快，你就要郑重地宣誓自己再也不对坏糖上瘾。如果你依然感到恐慌，可以用下列简单的事实提醒自己：

· 食品行业利用这种恐惧感令你上瘾。他们引发你的恐慌情绪，通过广告、营销以及"食物"中的上瘾成分控制你产生上述感觉。

· 坏糖无法缓解恐慌情绪，坏糖只会引起恐慌。

花点时间集中思想，让自己冷静下来，告诉自己真的无须恐慌，戒掉坏糖不会带来任何糟糕的结果，只会拥有绝妙的收获。踏入未知的领域，难免让人有些害怕，如同长期被关押的囚犯即将被释放出狱。但接下来你要做的事情，对你而言堪称壮举，你将在最后一顿坏糖后与你的糖瘾告别，短短几天后，你就会从中获益。

你的身体会变得更加强壮，眼神更加坚毅，你会更具能量、更加自信、更有自尊，甚至更有钱。重要的是，不要拖延感受这美妙的自由，不要拖上一周，甚至连一天都不要等。"等待"正是那些用意志力戒瘾法的人戒瘾困难的原因，他们将"讨厌的"的这一天无限拉长，希望瘾可以自行消失。

当你不是坏糖成瘾者后，你会拥有全新的心态，知道坏糖、精制糖、加工类和淀粉类碳水对人体没有好处，戒掉坏糖会让自己摆脱被奴役、痛苦和落魄的生活。所以，一切恐惧都可以也都应该变成我们内心的期待。你无须再忍受痛苦，你将发现掌控生活的乐趣，你的每一餐都会给自己带来真正的快乐。你将真正欣喜地欢呼雀跃，发现戒糖是你一生中最棒的经历。你只需不断向前。

情绪方面的变化，将是你最先感知到的。过去因为摄入坏糖，导致血糖持续剧烈波动，而告别坏糖后，你也告别了上述现象。这会让你惊讶不已，但也惊喜万分。

几天后，你会发现自己的身材开始改变，而且这变化随着时间的推移而越发明显。过去你无比渴望的、会让你身材变形的那些食物，

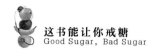
现在已经提不起你的欲望，即使摆在面前，你也无动于衷。

在本书中，我曾讲过肉类和鱼类。这些你都可以偶尔吃上一些，但是分量要确保适当。水果和蔬菜将成为你最喜欢的新式食物，你的这份新食谱不仅营养丰富，而且效果令人惊叹。

你无须戒酒，但是要真想让身材和体重产生明显的改变，那就要把饮酒量降低。虽然读这本书的目的并不是让你戒酒，但你要意识到，要想改变身材、降低体重，你需要最大限度地减少饮酒。

你戒掉坏糖后，也无须减少奶酪和乳制品的摄入量。但是和喝酒问题同理，你若要显著改变自己的身材和体重，就需要进行一定的控制。午饭或晚饭的时候，在沙拉里加一点菲拉奶酪不会有什么问题，茶里面放点奶也没什么关系，但是请你记住，你食用的许多奶酪和乳制品都是为了让口味更可口而加入了坏糖。不吃太多的面包，你就不会摄入过多的黄油和奶酪，意大利面和比萨饼也是一个道理。此外，不吃麦片的话，牛奶的摄入量就会大大降低。

要是想改变身材和体重，就多留心这些食物吧，你会获得成功。在这一章的结尾，我将提醒你一点：如果你将上述食物的摄入量减少到最低限度，身体会快速发生变化。倘若你愿意如此选择，你不仅摆脱了坏糖瘾，人生的各个方面也会发生显著的变化，你将让人刮目相看，由内而外焕然一新！

本章小结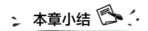

• 戒断感是小怪物临死前的悲鸣，你要学会享受这种感觉。

• 瘾君子们从始至终忍受着戒断的剧痛，非成瘾者则根本没有这种痛苦。现在，你也即将成为一名非成瘾者。

• 拥抱全新的心态：感受自己取得进步，并为之兴奋自豪。

第18章

最后的
坏糖

吃最后的坏糖，便是你打破瘾之循环、获得自由的开始。遵循这个规矩并继续享受生活是很重要的，除非，你已经不再吃坏糖。

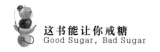
最后的坏糖，并不是说从此以后你就和坏糖彻底绝缘，余生一丁点坏糖也不会摄入，而是说：从这一刻起，你将逃离糖之陷阱，开启非瘾君子的生活。坏糖对你的奴役已成为过去时，虽然本书告诉你逃离之旅会很轻松，但这丝毫不会降低你的成就感。

运用书中的指令，需要你能了解自己和坏糖陷阱的本质。打开思路需要勇气，因此，你要学会为自己即将取得的成就而自豪——你将要达成数不胜数的坏糖成瘾者希望达成的目标。

或许你会想：什么时候是"最后的坏糖"的最佳时机？我的意见是：不要纠结于此，这本就是个毫无意义的日子。

我为什么这么说？通常来说，在瘾君子试图用意志力戒瘾时，他们会选择一个看似重要的时刻，希望借此增强自己的决心。他们所选的日子一般分为两类：比如涉及公众健康恐慌等的创伤性事件；家喻户晓的新年等标志性日子。

我要说的是，这些日子毫无意义，和瘾毫无关系。而且如此刻意选择，其实弊大于利。新年是人们最常下决心的日子，我们心气高昂，发誓要用意志力做出改变，过上更好的生活。但我们为什么在一年之初有如此计划？一个重要的原因就是，在年末庆贺的时候我们太放纵了，吃了太多垃圾食品，我们因此对自己厌恶不已，于是觉得新年就是改变生活的最好时机。

没有比这更糟糕的时候了。一月最初的几天过去之后，自我厌恶感消失不见，你似乎全然忘记过去的饮食方式是如何令你不适了，但是，你只是通过意志力改变了饮食，"坏糖食物能给予某种快乐或精神支撑"的错觉在你心中依然屹立不倒，你依然上瘾如初。

新年是最糟糕的例子，除此以外，其他看似有意义的日子也危害重重，这些日子不过给了所有瘾君子一个借口，令其忽视了一个最管用的解决办法，那就是：你应该立刻戒瘾！

如果你对健康有过恐慌，你就应该知道，自己所渴望的改善健康，其实是重获自由后就可享受的福利。没有比现在戒瘾更好的时机了。而你已经理解了所有的指令，就像以巅峰状态踏入竞技场的拳击手，你无所畏惧，只有即将收获金腰带的喜悦。

所以，如果你问何时可以开始戒糖，我的答案是：今天便是。从今天就开始，这将是你一生中最重要的日子，是你迈向自由的一天。

如果你在这个阶段感觉紧张，这是很正常的事。紧张是内心激动的表现，而激动是因为你的手中拥有了力量，所以，你的紧张丝毫不会威胁你成功的可能。再杰出的运动员在大赛开始之前心里也难免七上八下，但当他们热身并进行心理建设后，就会将注意力集中于训练，自信心倍增。他们会开始享受对比赛的期待，而且，他们会敏锐地察觉到那些表现虚弱、准备不充分的对手。

当你终于承认自己无须再吃坏糖时，你会被巨大的快乐感包围，就像卸下了肩头的一块巨石，从常年黑暗的阴影中走出。从此之后，你无须因为坏糖而鄙视自我，不必为垃圾食品而忧心，也不用担心坏糖对健康的影响，或是担心浪费金钱。重要的是，你不再感到虚弱、痛苦、压抑、不完整或内疚。

所有对于坏糖的认识和理解，都能构成你人生中最棒的经历。你很快就要打败致命的敌人，请保持对这个敌人的冷酷无情，并对未来抱有一腔欢欣鼓舞。

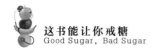

记住，你并不害怕，也没有"放弃"任何东西，那些曾经迷惑了你的空碳水不仅会让你的身体变差，还会让你内疚和痛苦，除此以外一点好处都没有。现在，你既然已经理解了所有的真相，那么结论也显而易见：没有任何理由再吃坏糖了。

倘若不再吃意大利面、薯条、蛋糕、饼干、巧克力、糖果的观念令你难以接受，你就只剩下另一种选择：余生被奴役，永不戒瘾。

自由和奴役，二选一，这之外没有第三条道路。要是你遵循了所有的指令，戒掉坏糖轻而易举。而你戒糖的最主要原因就在于，你讨厌被奴役的感觉。因此，你不要去想"我再也不吃坏糖了"，而是要想着"太好了！我终于不用再吃坏糖了，终于不用再体验吃完糖后的饱胀感、不健康、内疚和痛苦了"。

如果你已经对所学的一切感到无比清晰，并对戒糖深感快乐，那么毫无疑问，你会努力继续奔跑。你或许产生的唯一疑惑在于：自己是否真的要吃最后一顿坏糖。

很多人到了这个阶段，已经坚定不移，不再产生吃坏糖的欲望。倘若你也是这样，那这无疑是个好消息，说明你已经完全消除了对坏糖的欲望，不必再重蹈覆辙。不过，走一遍宣誓的仪式依然非常重要。

烟民、酒鬼和其他的瘾君子通常能回忆起自己上瘾的时刻，但坏糖成瘾者却无法如此，因为在他们很小的时候，奴役就开始了。因此，摆脱奴役将成为你人生中的重要节点，是你做出的最重要的决定。你将获得惊人的成就，实现所有坏糖成瘾者共同期待的事情，最重要的是，你对于自己的评价将大幅提升。

这是需要举行一些仪式来庆祝的成就。最后一顿坏糖，理应让你产生一些积极的回忆。

这个仪式最重要的目的，就是标记了一个时刻——戒瘾的终点。运用意志力戒瘾法，当你等待时间解决问题时，让你戒瘾困难的是等待和怀疑。运用轻松疗法，从像往常一般吃完坏糖的那一刻起，你就变成了非糖瘾者，发誓自己摆脱了坏糖瘾，获得自由。重要的是要了解发誓的时机，并带着一种胜利感发誓，想象自己战胜了小怪物，自豪地说："是的！我不再是一名糖瘾者。我自由了！"

你应该下定决心。光抱着再也不吃坏糖的希望还不够，你需要百分之百确定。下面，让我们对可能使你质疑戒糖的念头给出最后一击：

1. 打消自己做出牺牲的想法。

你要确信自己不会放弃任何东西。坏糖不会带来真正的快乐或精神支撑，那些都不过是瘾之循环和洗脑导致的微妙错觉。

2. 打消"吃坏糖不会上瘾"的想法。

记住，摆脱坏糖只有一种方法，那就是尽量远离坏糖。要想一辈子成为"非坏糖成瘾者"，重要的一点在于永远不要渴望坏糖，这样才能开心地获得自由。

接下来的几天、几周和几个月里，你会有坐拥巨额财富的神奇感觉。你会发现自己的样貌、感觉都发生了翻天覆地的变化。要是某天晚上犯了点错误，摄入了含有坏糖的食物或饮料，你也不要慌，忘掉它。你的身体可以偶尔承受这种小麻烦，但你的思想不会。

现在，要确保你清楚以下三句话：

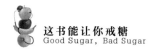
1.如果你认为自己是个坏糖成瘾者，拥有成瘾型人格，或在某些方面与他人不同，请坚决打消这些念头。

对于瘾君子们而言，是瘾构成了他们的共同之处，并非这些特点导致他们成瘾。任何人都有可能掉入坏糖陷阱，而且大部分人已深陷其中。

2.避免受其他坏糖成瘾者的影响。

输掉这场战争的人是他们，不是你。现在你在这方面的知识远远超过他们，你应该为他们的无知而遗憾，同情他们。最终，当他们看到你的变化，会由衷羡慕你的自由，并对你实现变化的方式很感兴趣。

3.不要相信糟糕的建议。

一个营养学家或许也会认为加工类和淀粉类碳水是健康营养的饮食，但时代在变化，现今，越来越多的营养学家和医生发现了坏糖成瘾者生活的巨大改变，数十万的2型糖尿病患者通过戒掉坏糖让病情得到缓解，深受健康恐慌折磨的病人得以重获自由，也因此，坏糖的真相及其破坏力完全暴露了出来。

读这本书之前，你以为生活中永远离不开某些最爱的食物，这食物可能是意大利面、面包、薯条、蛋糕、饼干、巧克力棒、布丁和糖果……或是上述全部。无论你的最爱是什么，你都要和以前的习惯告别了。

要是在读这本书之前你就不爱吃坏糖了，你可以跳过这些步骤直接宣誓。要是没有，那就同往常一样，为自己准备最后一顿坏糖大餐。无论是小小的糖果，还是三道大菜，同往常一样准备（倘若你在服用药物，请遵循医嘱)。吃每一口之前，看看它的样子、味道以及舌尖的触感，看看它到底是不是不同寻常。

现在咬一口，注意体会嘴里的味道。不要立刻吞下，将食物含在嘴里，想想组成它的原料。它尝起来如何？有什么味道？是水果的味道吗？是蔬果酱汁的味道吗？是什么让它可食用？吞下去的时候，感受食物带来的感觉，感受食物进入身体后的感觉，你可能会感到身体对它的排斥。请记住，你没有放弃任何东西。请记住，你戒掉的只有坏糖，而食物真正的味道和风味都可以保留。

吃最后一顿坏糖大餐的时候，提醒自己关于坏糖的所有知识——坏糖无法带来真正的快乐或精神支撑；坏糖无法缓解压力和焦虑心理，反倒是坏糖导致了上述心理；想吃坏糖的唯一原因，在于你在无独立意识的情况下就吃了太多坏糖。

接下来，你要发誓。

想想坏糖造成的痛苦。想象小怪物，想象它这些年是怎样摆布你的。想象它一直在戏弄你、嘲笑你，而现在，你报仇的时候到了。你要把这个小怪物干掉，你要吞下最后一口食物，然后发誓自己再也不对坏糖上瘾了。你切断了小怪物的生命线，彻底摧毁了这个邪恶的魔鬼。

祝贺你！你赢了！为你的胜利而高兴吧。如果这还称不上你生命中最伟大的成就，那肯定也称得上重要成就之一。重要的是要铭记此刻，并期待意想不到的事情。

人类思维有着令人赞叹的一面，如果你准备好迎接挑战，在面对突袭时就不会惊慌失措。只要你知道挑战会出现，就可以轻松防

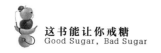

范未来所有心存怀疑的时刻。

现在，你有充分的理由戒掉坏糖，但是享受了几周的自由之后，坏糖令你痛苦的记忆变得模糊。趁着现在记忆清晰之时，深化自己对于坏糖的正确认知，这样，你远离坏糖的决心就不会动摇。

在几个月的时间里，你很难相信自己曾认为吃坏糖是必要的，更不用说被坏糖控制了自己的生活，于是，你对再次上瘾似乎没那么害怕了，但这将是个危险的时期，换句话说，你会放松警惕。现在，设想一下将要发生的这种情况，让誓言涵盖上述情况，倘若这种情况真的发生，你就会是"已经做好准备"的状态，不会再上当去吃坏糖。

然后，你不要等待结果。

在瘾之循环中，吸食每一剂都会产生对下一剂的需求或欲望。在吃完最后一顿坏糖大餐后，你要宣誓打破这该死的循环。你已经为自己树立了里程碑，这便是你获得自由的一刻。没什么好等待的，你已经做好准备继续向前。以激动、欣喜之心拥抱这一刻，从这里开启自由！

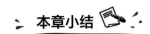 本章小结

- 不要担心最后一刻的紧张感，这种感觉很正常。

- 宣誓标志着你获得自由的时刻。做出宣誓，感受欣喜。

- 赶紧获取自由，你没什么好等待的。

- 预测危险的情况，提前做好思想准备。

第19章

享受不为
坏糖所困
的生活

祝贺你！你做到了！你戒掉了坏糖瘾，只要你坚信自己戒瘾的决定，一生就都会保持自由。

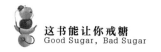

本书的目的，在于为你指出摆脱坏糖奴役的途径，重新发现饮食的乐趣，实现你没有意识到的、完全可能获得的幸福。当你实现了摆脱坏糖的目标，会发现用餐时间更加令人愉快，对于能控制饮食的自己感觉更加良好，你会变得更加健康，对自己的外貌更加欣赏，更有自信。

此外，你能更好地处理压力，从社交场合中获得更多快乐，感觉更具活力。

这并非遥远的幻想，而是重获自由的那一刻起就能感受到的好处。

吃完最后的坏糖的最初几天，你可能担心小怪物想吃坏糖。不要理会，没什么好担心的，这只是小怪物奄奄一息时的啼哭，你要为它的即将消失而高兴，一直以来控制你的怪物就要死了，这值得庆祝。

当你还是坏糖成瘾者的时候，小怪物控制着你，它的啼哭声让你四处寻找坏糖，吃下大量的垃圾食品、空碳水以及难以消化的加工食品。现在，你可以对它的哭号坐视不理，为它的死亡感到高兴。想象着小怪物在沙漠中寻找水源，而你掌握着水源，你只需切断它的水源就能让它消失，就这么简单。

很多人根本没注意到小怪物临终时的痛苦，他们忙着享受自己不被坏糖奴役的生活。即便在情况最糟糕的时候，小怪物临终所引发的不适感也不过是稍稍空虚、不安的感觉，这种感觉只会维持几天。倘若你总是为这种感觉担心，或将其解读为自己有吃坏糖的需求或欲望，那才是真正的麻烦。

不必强迫自己不去想坏糖，你现在已经摆脱了那个暴君，你可以尽情去想。其实，试图不想某个东西，就是百分之百对它上瘾。倘若别人告诉你不去想大象，你脑海中蹦出的第一个念头是什么？肯定是大象。

你可以想坏糖，识别小怪物的啼哭，但是要提前做好思想准备，这样才能采取正确的应对方式。不要想着"我想吃糖，但是不让我吃"，而是想着"小怪物在管我要吃的，它让我受了这么久的苦，现在不能再忍受了。我自由了，我不再是成瘾者，很快，这种感觉就会彻底消失，难道这不令人开心吗？"

注意，吃更多的坏糖不会缓解不适感，反而会让这种感觉伴随你的一生。

我们都有不顺遂的时候，这种时候很难发现生活的乐趣。但这与戒掉坏糖毫无关系，一直吃坏糖也无法让你的心情放松或境遇变好。你会发现，当你不再对坏糖上瘾后，糟糕的日子变少了，你会变得更加坚强，足以渡过难关。

戒糖后，在某些糟糕的日子里，你或许会想起坏糖，这会令你困惑不已、忧虑不堪。但不要担心，这种现象非常正常，你只需意识到想法的本质：这是你以前用吃坏糖来度过挫折时留下的痕迹，并不意味着你仍然上瘾，也不代表你会再次上瘾。这种想法只不过表明你仍在适应新的自由，做好准备应对这些时刻，不要想着"我不能吃坏糖"或是"我得克服这次的瘾"，而是要告诉自己："太好了！我不用再靠吃坏糖来获取所谓的快乐了。我自由了！"为自己营造真正快乐的时刻，而非忧虑或担心的时刻。

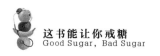

重要的是，不再质疑自己戒掉坏糖的决定。永远不要犯意志力戒瘾法的那些错误，否则你会感到自己不吃就痛苦，但是吃了更痛苦。

戒掉坏糖瘾其中一个好处，便是重新发现生活中真正的快乐：读书、外出、观看娱乐节目、参加社交场合、锻炼……瘾曾经让一切黯然失色，让人变得愤世嫉俗、心胸狭窄。但既然你戒掉了坏糖，你就可以迎接真正快乐的世界了。你会发现，以前觉得乏味、惹人生气的日子又变得光彩照人起来，你会享受与爱人共处、外出散步、拜访朋友还有工作，甚至你的工作能力都会提高。思想摆脱了瘾的束缚，你会发现自己更容易集中注意力、创造性思考以及应对压力。新鲜、营养的食物不仅对身体有益，对你的思想和精神也都有好处。

同时，对于自己不喜欢的东西，你变得更加敏锐和坚定。当你摆脱了坏糖的控制，清楚哪些食物让你开心，很容易发现垃圾食品并不具有价值，从而避免了不必要的痛苦。你享受一辈子为身体注入正确能量的快乐，也会产生"走适合自己之路"的信心。

记住，逃离坏糖陷阱是为了你自己。自主地追求最适合自己的饮食和生活方式是美妙的，你甚至可以通过改善饮食来帮助别人，比如让你的家人也远离坏糖困扰。

下次购物的时候不要再买麦片了，几乎所有早餐麦片的血糖负荷都很高，不如去水果区看一看，闻闻那里的香味，超市里还有哪个区域的味道能够如此诱人？顺便一提，市场货摊或蔬果店的香味更加诱人，水果看起来更成熟。你会看到大量美丽的水果，比其他的食物更具吸引力，你可以挑选各种各样的水果，每种水果都有其独特的芳香、口感和风味。

你的早餐可以吃些水果，当然，你也有其他选择。鸡蛋是次要食物，不过早上没有理由不放点沙拉酱在鸡蛋上，你可以按照自己的感觉，喜欢怎么烹饪就怎么烹饪。

到了午餐和晚餐，你可以享受将不同蔬果搅拌在一起的快乐，别忘了火腿、鸡肉、鱼肉等次要食物也可以丰富菜式和口感，偶尔吃点油炸食物或牛排不会有什么问题，只要主菜不是上述食物即可。少来一些次要食物，多用一些美味的蔬果补充菜式。快吃完饭的时候，一小把坚果或种子是不错的选择。

坚持一段时间，你很快会发现我们的饮食方式本应如此。你会从全新的饮食方式中获得额外的能量，并在镜子前看见显著成效，你会更加开心，全然没有对坏糖上瘾时的沮丧。

也许你想进行某种形式的定期锻炼。倘若确实想这么做，要保证自己锻炼的目的是追求快乐，而非减肥。否则，锻炼就会像节食一样困难，而且最终事与愿违。为了快乐而锻炼对于精神和身体来说，都是件美好的事，你会变得更加积极主动，胃口也会更大，但只要吃的是正确的食物，那就没什么好担心的，这些食物以可用的形式提供热量，并且不会变成脂肪。

活动身体是一件美好的事情。你可以改变你的通勤方式，这样不仅会让你的身体得到运动，对内心压力也会带来惊人的缓解作用。要是你喜欢健身房，那也很好，不过与其特意在健身房花费一个半小时挥汗如雨，不如在上下班路上就完成这件大事。

健康的饮食循环让你从一开始就能感觉到它的效果。你的天然油表会平衡摄入与输出量，只要加的是正确的油，无须特殊努力，

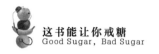

天然循环也会让你保持健康。

也许你会发现，戒掉了各种各样曾经以为最爱吃的坏糖，没有任何牺牲之感，不过你知道，这并非轻松疗法的基础。

非素食者认为，成为素食者需要做出种种牺牲。而你不必做出牺牲，有些肉、奶制品等次要食物你不想割舍，那就大胆地吃吧，只要确保新鲜的水果、蔬菜、坚果和种子等初级食品是构成饮食的基础即可。

倘若你采取上述方法，余生都将会享受食物，一直感觉良好，一切尽在你的掌控！

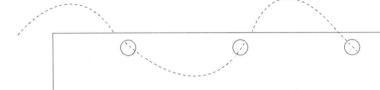

本章小结

- 享受小怪物的垂死挣扎。

- 做好心理准备，在戒掉坏糖后，你就可以更好地应对了。

- 探索健康三餐的乐趣。

- 你的饮食取决于自己，一切尽在你的掌控之中。

下面，我们将梳理本书中关于戒掉坏糖的十二条重要指令，但需要特别提醒的是，如果你没看过本书的其他章节，而直接跳到这一页，这些方法不会对你奏效。请翻回第一章，从头到尾阅读整本书。

十二条指令

轻松疗法是一种行之有效的戒瘾方式，你无须依靠意志力，也不会经历痛苦的戒断期，只要遵循以下指令：

1. 请相信本书给出的所有指示，并逐一执行。

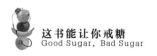
2. 不迷信任何权威，而是遵循人类代代相传的饮食本能。

3. 满怀喜悦和期待，去开启你的戒糖之旅。

4. 如果有人劝你违背自然本能，请无视他。

5. 不要让现有的饮食习惯成为束缚。

6. 不要给自己设定目标体重，体重无法代表健康状况。

7. 将饥饿视为唯一的进食信号。

8. 你确实想要戒糖，永远不要质疑自己的这个决定。

9. 如果有人声称自己用意志力成功戒瘾，并推荐你也试试，请无视他。

10. 如果有人给出的建议与轻松疗法相矛盾，请无视他。

11. 此刻就勇敢去做那些能帮你戒糖的事，你会感谢自己的！

12. GI 和 GL 等各种数值只是参考，你最该记住的，是让自己摆脱对坏糖的瘾。

现在，享受没有坏糖的人生吧！

亚伦·卡尔的轻松疗法诊所

下面将展示在本书印刷之际，仍在运营的亚伦·卡尔戒烟轻松疗法诊所所在的国家。

诊所的治疗成功率超过 90％，3 个月内无效保证退款。部分诊所提供治疗酒精、其他毒品和超重的课程。请在下面列表中查看离你最近的诊所，或者搜索 www.allencarr.com 查看最新添加的诊所。

英国诊所

我们的诊所遍布英国。请拨打 0800 389 2115 或访问 www.allencarr.com。

全球诊所

我们的诊所还开设在以下国家，且列表中的国家仍然在持续增加。最新详情请浏览 www.allencarr.com。

英国	日本
爱尔兰共和国	黎巴嫩
澳大利亚	立陶宛
奥地利	毛里求斯
比利时	墨西哥
巴西	荷兰
保加利亚	新西兰
加拿大	挪威
智利	秘鲁
哥伦比亚	波兰

捷克共和国	葡萄牙
丹麦	罗马尼亚
爱沙尼亚	俄罗斯
芬兰	塞尔维亚
法国	新加坡
德国	斯洛伐克
希腊	斯洛文尼亚
危地马拉	南非
中国香港	韩国
匈牙利	瑞典
冰岛	瑞士
印度	土耳其
伊朗	乌克兰
以色列	阿拉伯联合酋长国
意大利	美国

加入我们！

　　亚伦·卡尔的轻松疗法诊所，以惊人的发展速度遍布全球，我们的诊所已覆盖 50 余个国家超 150 座城市。有许多和你一样曾经上瘾的人们对自己戒瘾之轻松印象深刻，他们备受鼓舞，并且主动联系我们，想知道如何将这种方法传播到自己所在的地区。

　　倘若你也感同身受，想成为亚伦·卡尔轻松疗法的特许经营人，请联系我们咨询具体事宜。

　　发送邮件至： join-us@allencarr.com，邮件中需填写你的全名、通讯地址和感兴趣的领域。

支持我们！

不用给我们捐款！

你已经取得非凡的成就。每次听到有人从瘾之陷阱逃离出来，我们都感到无比欣慰。

你可以浏览我们的网址，讲出你的故事，分享自己的成功之道，激励他人跟随你的脚步，或者聆听你推动轻松疗法的方法。

让我们共同努力，实现亚伦·卡尔的使命：治疗成瘾的世界。

伦敦诊所和全球总部

伦敦SW20 8NH，佩皮斯路14号，瑞恩斯公园，公园之屋

电话： +44 (0)20 8944 7761

传真： +44 (0)20 8944 8619

邮箱： mail@allencarr.com

网址： www.allencarr.com

治疗专家： 约翰·戴斯、科琳·德怀尔、克里斯·海、艾玛·赫德森、罗伯·菲尔丁、山姆·卡罗尔、山姆·博纳。

全球新闻办

请联系： 约翰·戴斯

电话： +44 (0)7970 88 44 52

邮箱： media@allencarr.com

亚伦·卡尔的其他著作

可以从多种形式获取亚伦·卡尔革命性的轻松疗法，如数字化有声书和电子书，他的轻松疗法已成功适用于大量人群。

亚伦·卡尔的书：

《这书能让你戒烟》

《这书能让你永久戒烟（终极版）》

《这书能让你戒烟（图解版）》

《这书能让你戒糖》

《这书能让你戒酒》

《这书能让你轻松入睡》

《这书能让你享受飞行》

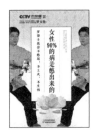

《女性 90% 的病是憋出来的》

罗大伦著 定价：48.00 元

罗博士教你不憋屈，不上火，不生病

本书不仅介绍了身体内的六种郁结，告诉大家如何诊断，如何用相应的方子和方法及时进行调理。还有就是希望通过帮助大家改变认知，来调整内心情绪。当认知改变后，情绪就会变好，而情绪变好后，就能做到不憋屈，不上火，不生病。

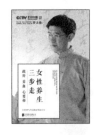

《女性养生三步走：疏肝，养血，心要修》

罗大伦著 定价：48.00 元

女性 90% 的病都是憋出来的
罗博士专为女性打造的养生经

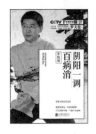

《阴阳一调百病消（升级版）》

罗大伦著 定价：36.00 元

罗博士的养生真经！

要想寿命长，全靠调阴阳。只有阴阳平衡，气血才会通畅。中医新生代的领军人物罗大伦博士，为您揭开健康养生的秘密——阴阳一调百病消。

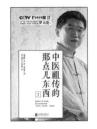

《中医祖传的那点儿东西 1》

罗大伦著 定价：35.00 元

中央电视台《百家讲坛》主讲人、北京电视台《养生堂》节目前主编重磅推出的经典力作！

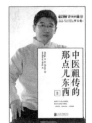

《中医祖传的那点儿东西 2》

罗大伦著 定价：35.00 元

感动无数人的中医故事，惠及大众的养生智慧；
一读知中医，两读悟医道，三读获健康！

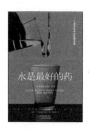

《水是最好的药》

[美]巴特曼著 定价：35.00 元

一个震惊世界的医学发现！你不是病了，而是渴了！

F.巴特曼博士发现了一个震惊世界的医学秘密：身体缺水是许多慢性疾病——哮喘病、过敏症、高血压、超重、糖尿病以及包括抑郁症在内的某些精神疾病的根源。

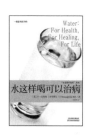

《水这样喝可以治病》

[美]巴特曼著 定价：35.00 元

《水是最好的药》续篇！

《水是最好的药》阐述了一个震惊世界的医学发现：身体缺水是许多慢性疾病的根源。《水这样喝可以治病》在继续深入解析这一医学发现的同时，更多地介绍了用水治病的具体方法。

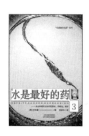

《水是最好的药 3》

[美]巴特曼著 定价：35.00 元

《水是最好的药》系列之三！

本书是 F.巴特曼博士继《水是最好的药》《水这样喝可以治病》之后又一轰动全球的力作。在这本书中，他进一步向大家展示了健康饮水习惯对疾病的缓解和消除作用，让你不得不对水的疗效刮目相看。

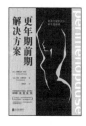

《更年期前期解决方案》

[英]沙赫扎迪·哈珀艾玛·巴德韦尔 著 定价：58.00 元

做荷尔蒙的主人，而不是奴隶！

作者结合了近 30 年的临床医学经验，解答了所有关于更年期和更年期前期的困惑，并为女性量身定制了一套更年期前期解决方案，其中既有激素替代疗法、认知行为疗法、情绪释放法等专业性指导意见，也包括饮食调理和生活改善方式等易操作的实践方法。

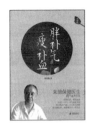

《胖补气　瘦补血（升级版）》

胡维勤著 定价：39.80 元

朱德保健医生的气血养生法！

在本书中，前中南海保健医生胡维勤教授深入浅出地讲述了一眼知健康的诀窍——胖则气虚，要补气；瘦则血虚，要补血。而胖瘦又有不同——人有四胖，气有四虚；人各有瘦，因各不同。

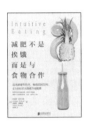

《减肥不是挨饿，而是与食物合作》

[美] 伊芙琳·特里弗雷　埃利斯·莱斯驰 著 定价：38.00 元

这本颠覆性的书，畅销美国 22 年

肥胖不仅是身体问题，更是心理问题。

减肥不止是减掉赘肉，更是一次心灵之旅。

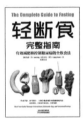

《轻断食完整指南》

[加] 杰森·冯　[美] 吉米·摩尔 著 定价：49.80 元

有效减肥和控制糖尿病的全饮食法

营养学家、医学博士、生物学教授都在用的健康瘦身法。 这样断食，让激素听你的话，帮你减肥。

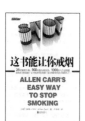

《这书能让你戒烟》

[英] 亚伦·卡尔著 定价：36.00 元

爱她请为她戒烟！宝贝他请帮他戒烟！别让烟把你们的幸福烧光了！

用一本书就可以戒烟？别开玩笑了！如果你读了这本书，就不会这么说了。"这书能让你戒烟"，不仅仅是一个或几个烟民的体会，而是上千万成功告别烟瘾的人的共同心声。

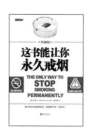

《这书能让你永久戒烟（终极版）》

[英] 亚伦·卡尔著 定价：52.00 元

揭开永久戒烟的秘密！戒烟像开锁一样轻松！

继畅销书《这书能让你戒烟》大获成功之后，亚伦·卡尔又推出了戒烟力作《这书能让你永久戒烟》，为烟民彻底挣脱烟瘾的陷阱带来了希望和动力。

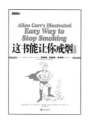

《这书能让你戒烟（图解版）》

[英] 亚伦·卡尔 著　[英] 贝弗·艾斯贝特 绘 定价：32.80 元

比《这书能让你戒烟》文字版，更简单、更有趣、更有效的戒烟书，让你笑着轻松把烟戒掉。

什么？看一本漫画就可以戒烟？

没错！这不是开玩笑，而是上千万烟民成功戒烟后的共同心声。

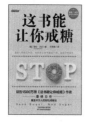

《这书能让你戒糖》

[英] 亚伦·卡尔著 定价：45.00 元

销售 1500 万册《这书能让你戒烟》作者重磅力作，惠及千万人的轻松戒糖法

亚伦·卡尔总结出 12 条戒糖指示，带你洞察糖瘾的真相，通过饮食调整与心理调节，轻松让血糖回归正常水平，并拥有期望的外形。

《这书能让你戒酒》（暂定）

[英] 亚伦·卡尔著

读这本书，让你的余生成为一个快乐的不喝酒者。

在这本经典的指南中，亚伦将他革命性的方法应用于饮酒。他对我们喝酒的原因有着惊人的见解，并给出了清晰、简单、循序渐进的指导，他向我们展示了在阅读这本书的时间内摆脱"酒精陷阱"的方法。

暂空

《这书能让你轻松入睡》（暂定）

[英] 亚伦·卡尔著

大约 30% 的成年人患有慢性失眠，让亚伦·卡尔的轻松疗法来拯救你的睡眠！

本书向我们指出了扰乱正常睡眠模式的各种成因，通过揭示伤害我们的行为的认知洗脑，最终帮助我们形成健康的习惯，并与我们的自然睡眠周期保持一致，重新拥有幸福美好的睡眠。

暂空

《这书能让你享受飞行》（暂定）

[英] 亚伦·卡尔著

学会享受你的假期，再也不用害怕飞行。

这种由亚伦·卡尔首创的独特方法消除了所有最常见的飞行恐惧，并揭示了媒体恐怖故事背后的真相。它消除了恐惧的根源，而不仅仅是症状，并提供了帮助你下一次飞行的建议。

当你读完这本书的时候，你会期待着乘坐你的下一个航班。

暂空